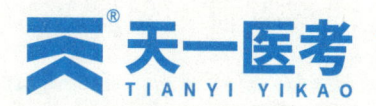

天一医考 供全国高等学校基础、临床、预防、口腔医学类专业使用

局部解剖学
精讲精练

主　编　丁自海　黄菊芳
副主编　张露青　邓雪飞
编　委（以姓氏笔画为序）
　　　　丁自海　南方医科大学
　　　　邓雪飞　安徽医科大学
　　　　刘　芳　海军军医大学
　　　　刘　真　山东大学齐鲁医学院
　　　　朱耀峰　中山大学中山医学院
　　　　张露青　南京医科大学
　　　　范春玲　中南大学基础医学院
　　　　郑雪飞　中山大学中山医学院
　　　　秦　杰　复旦大学上海医学院
　　　　黄菊芳　中南大学基础医学院
学术秘书　赵庆豪　丁　冉

世界图书出版公司
西安　北京　广州　上海

图书在版编目(CIP)数据

局部解剖学精讲精练/丁自海,黄菊芳主编.—西安:世界图书出版西安有限公司,2018.11
ISBN 978-7-5192-4949-6

Ⅰ.①局… Ⅱ.①丁…②黄… Ⅲ.①局部解剖学—研究生—入学考试—教学参考资料 Ⅳ.①R323

中国版本图书馆CIP数据核字(2018)第262166号

书　　名	局部解剖学精讲精练
	Jubu Jiepouxue Jingjiangjinglian
主　　编	丁自海　黄菊芳
责任编辑	汪信武
装帧设计	天　一
出版发行	世界图书出版西安有限公司
地　　址	西安市北大街85号
邮　　编	710003
电　　话	029-87214941　87233647(市场营销部)
	029-87234767(总编室)
网　　址	http://www.wpcxa.com
邮　　箱	xast@wpcxa.com
经　　销	新华书店
印　　刷	河南省新乡市印刷厂
开　　本	787mm×1092mm　1/16
印　　张	10.5
字　　数	236千字
版　　次	2018年11月第1版　2018年11月第1次印刷
国际书号	ISBN 978-7-5192-4949-6
定　　价	38.00元

(版权所有　翻印必究)
(如有印装错误,请与出版社联系)

出版说明

为适应医学教育发展、培养现代化医师的新要求,根据中华人民共和国教育部和原卫生部颁布的《中国本科医学教育标准》,同时结合多本国家级规划教材等较权威的教科书,我们邀请了国内有丰富教学经验和深厚学术造诣的专家,编写了本套丛书。

与其他配套辅助教材相比,本丛书具有以下特点:

1. 内容设置科学　紧扣教学大纲,明确学习要点,帮助读者掌握重点、难点,使读者深入了解其内在联系及如何在考试和今后的临床科研工作中正确地应用。具体体现在:

(1) 系统性:全书逻辑缜密,环环相扣,系统编排,方便读者的使用,加深其对教材的理解和认识。

(2) 广泛性:严格依据《中国本科医学教育标准》,提炼出学习要点,力求全面满足读者自学和考试复习的需要。

(3) 新颖性:同步章节精选习题、模拟试卷、重点院校硕士研究生入学考试试题3个模块紧凑组合,便于读者进一步学习。

2. 题型编排合理　以研究生入学考试、本科生专业考试的题型为标准,设计了选择题(包括A型题、B型题、X型题)、填空题、名词解释、简答题、论述题、病例分析题等,使读者在解题的过程中了解各学科的特点和命题规律,加深对知识点的理解,提高解题的准确性,强化应试能力和技巧。

3. 强化实用性　为便于读者自学,对部分题目给出了"解析",分析做题过程中的常见问题,帮助读者了解如何选、怎样选、考哪些概念、解题的小技巧等,培养其分析能力,建立正确的思维方法,提高解决实际问题的能力。

4. 重视信息性　为了开拓读者的视野,我们认真遴选了近些年国内一些重点院校的硕士研究生入学考试试题,希望对广大读者有所帮助。未来的应试更重视能力的考核,所以没有给出所谓的"标准答案",目的是不想束缚读者的思路,而是让读者开动脑筋查阅文献,跟踪前沿发展态势,提升自身的竞争优势。

本丛书不仅适用于本科在校生和复习参加硕士研究生入学考试的应届毕业生或往届毕业生,也适用于具同等学力人员复习参加硕士研究生入学考试。由于时间仓促,不足之处在所难免,请各位专家批评指正。

目 录

第1章 头 部 …………………… 001
　　学习要点 / 001
　　应试考题 / 001
　　参考答案 / 007

第2章 颈 部 …………………… 011
　　学习要点 / 011
　　应试考题 / 012
　　参考答案 / 019

第3章 胸 部 …………………… 026
　　学习要点 / 026
　　应试考题 / 027
　　参考答案 / 037

第4章 腹 部 …………………… 041
　　学习要点 / 041
　　应试考题 / 042
　　参考答案 / 067

第5章 盆部与会阴 …………… 087
　　学习要点 / 087
　　应试考题 / 087
　　参考答案 / 093

第6章 脊柱区 ………………… 098
　　学习要点 / 098
　　应试考题 / 098
　　参考答案 / 103

第7章 上 肢 …………………… 107
　　学习要点 / 107
　　应试考题 / 108
　　参考答案 / 115

第8章 下 肢 …………………… 120
　　学习要点 / 120
　　应试考题 / 121
　　参考答案 / 131

附 录

全真模拟试题(一) / 136
全真模拟试题(二) / 142
往年部分高校硕士研究生入学考试试题选登 / 152

第1章 头　部

【学／习／要／点】

一、掌握

1. 面部的层次结构特点和临床意义。
2. 腮腺的位置、形态、被膜及穿经腮腺的结构。
3. 海绵窦的位置、交通及通过的结构。

二、熟悉

1. 头部的表面解剖。
2. 头皮层次的结构特点、颅内外血管交通的途径及其意义。
3. 垂体的位置与毗邻。
4. 头部的境界与分区。

【应／试／考／题】

一、选择题

【A 型题】

1. 不参与构成腮腺床的结构是（　　）
   A. 颈内动脉　　B. 颈外动脉
   C. 副神经　　　D. 迷走神经
   E. 舌咽神经
2. 不属于下颌神经分支的是（　　）
   A. 颊神经
   B. 下牙槽神经
   C. 舌神经
   D. 耳颞神经
   E. 上牙槽后神经
3. 下列关于垂体窝的描述，正确的是（　　）
   A. 后方是鞍结节
   B. 两侧是颈静脉沟
   C. 底部与筛窦相邻
   D. 前方为岩上窦
   E. 容纳脑垂体
4. 下列关于颧弓的描述，正确的是（　　）
   A. 由颞骨的颧突和上颌骨颧突组成
   B. 颊肌起于颧弓下缘
   C. 颞筋膜向下分两层止于颧弓上缘的内、外两面
   D. 翼内肌起于其内侧缘
   E. 翼外肌外侧头起于其内侧面

5. 下列关于下颌下腺的描述,正确的是 (　　)

   A. 腺体外有由气管前筋膜形成的筋膜鞘
   B. 下颌下腺管由浅部前端发出
   C. 浅部较大,位于下颌舌骨肌浅面
   D. 深部位于舌骨舌肌深面
   E. 上述皆不正确

6. 下列关于翼点的描述,错误的是(　　)

   A. 由顶、额、颞、筛骨在此相接形成的缝
   B. 翼点位于颧弓上方二横指处
   C. 翼点是颅骨的薄弱点
   D. 其内面有脑膜中动脉分支通过
   E. 翼点表面有颞肌覆盖

7. 额顶枕区浅筋膜的特点是 (　　)

   A. 由疏松结缔组织构成
   B. 是该区血管和神经最丰富层次
   C. 感染时炎症渗出物容易扩散
   D. 创伤后血管断端易回缩闭合
   E. 该区的主要血管是颞浅动脉

8. 根据颅骨与硬脑膜的关系,颅内硬膜外血肿易发生的部位是 (　　)

   A. 蝶鞍处
   B. 颅前窝处
   C. 颅后窝处
   D. 颅中窝处
   E. 颅顶骨内面

9. 构成眶内侧壁的是 (　　)

   A. 额骨、筛骨、泪骨
   B. 筛骨、泪骨、上颌骨额突
   C. 额骨眶板与蝶骨小翼
   D. 上颌骨体上面和颧骨
   E. 颧骨、蝶骨大翼

10. 不属于颅中窝的结构是 (　　)

    A. 鸡冠　　　　B. 三叉神经压迹
    C. 垂体窝　　　D. 棘孔
    E. 海绵窦

11. 不属于颞区层次结构的是 (　　)

    A. 皮肤　　　　B. 浅筋膜
    C. 颞筋膜　　　D. 枕肌
    E. 颞肌

12. 下列关于翼静脉丛的描述,正确的是 (　　)

    A. 位于翼内、外肌之间
    B. 向浅部经面深静脉与面静脉交通
    C. 深部经卵圆孔和破裂孔导血管与海绵窦交通
    D. 其汇入的面静脉缺乏静脉瓣
    E. 以上均正确

13. 茎乳孔内通过 (　　)

    A. 额神经的主要末支
    B. 上颌神经的末支
    C. 颏神经
    D. 下牙槽神经和下牙槽动脉
    E. 面神经

14. 颏孔内通过 (　　)

    A. 额神经的末支
    B. 上颌神经的末支
    C. 颏神经
    D. 下牙槽神经和下牙槽动脉
    E. 面神经

15. 眶上孔或眶上切迹通过 (　　)

    A. 额神经的末支
    B. 上颌神经的末支
    C. 颏神经
    D. 下牙槽神经和下牙槽动脉
    E. 面神经

16. 临床上称作"头皮"的3层结构是
  （　　）
  A. 皮肤、浅筋膜、帽状腱膜
  B. 皮肤、浅筋膜、颅骨外膜
  C. 帽状腱膜、腱膜下疏松结缔组织、颅骨骨膜
  D. 皮肤、浅筋膜、深筋膜
  E. 皮肤、帽状腱膜及腱膜下疏松结缔组织

17. 下列关于颅后窝的描述,正确的是
  （　　）
  A. 容纳大脑颞叶
  B. 后界为颞骨岩部
  C. 前界为蝶骨小翼后缘
  D. 后外侧界为横窦沟
  E. 内有棘孔

18. 一颅中窝骨折患者,血性脑脊液经鼻腔流出,可能伤及的鼻旁窦为（　　）
  A. 上颌窦
  B. 额窦
  C. 筛窦
  D. 蝶窦
  E. 上颌窦和蝶窦

19. 一颅脑外伤患者,有血性脑脊液经外耳道溢出,颅底骨折部位可能为
  （　　）
  A. 额骨眶板骨折
  B. 颅中窝骨折
  C. 颞骨岩部骨折
  D. 枕骨大孔骨折
  E. 颅前窝骨折

20. 某患者下颌第3磨牙发生牙槽脓肿,该脓肿可扩散至　　　（　　）
  A. 颞浅间隙
  B. 咬肌间隙

  C. 颌下间隙
  D. 咽后间隙
  E. 翼下颌间隙

21. 一患者太阳穴遭外力打击发生骨折,被诊断为硬膜外血肿,试问骨折损伤的血管是　　（　　）
  A. 颞浅动脉浅支
  B. 脑膜中动脉前支
  C. 脑膜中动脉后支
  D. 大脑中动脉
  E. 脉络膜前动脉

22. 一患者因颅内压增高而致小脑幕切迹疝,请问可能压迫脑干的哪个部位
  （　　）
  A. 延髓外侧部
  B. 中脑顶盖
  C. 大脑脚底
  D. 脑桥被盖部
  E. 脑桥基底部

23. 一患者因头部外伤致头皮撕脱,头皮撕脱伤发生在　　（　　）
  A. 颅骨内膜
  B. 帽状腱膜
  C. 颅骨外膜
  D. 浅筋膜
  E. 腱膜下间隙

24. 一患者出现颅内压增高症状,被诊断为垂体瘤压迫引起脑脊液循环障碍,试问垂体瘤压迫的部位是（　　）
  A. 侧脑室后角
  B. 侧脑室前角
  C. 第三脑室
  D. 第四脑室
  E. 侧脑室中央部

25. 额顶枕区皮肤的特点是 （ ）
   A. 血管及淋巴管少
   B. 创口愈合较慢
   C. 外伤时不易出血
   D. 少量毛囊、汗腺
   E. 血管及淋巴管丰富

26. 面部皮肤的特点是 （ ）
   A. 厚而柔嫩
   B. 皮脂腺、汗腺少
   C. 感觉灵敏
   D. 感觉不灵敏
   E. 创口愈合较慢

【B型题】

(27~30题共用备选答案)
   A. 脑膜中动脉
   B. 面动脉
   C. 上颌动脉
   D. 颞浅动脉
   E. 舌动脉

27. 由颈外动脉发出经棘孔入颅的是 （ ）

28. 经过下颌下三角，在下颌骨下缘与咬肌前缘相交处可触摸到的动脉是 （ ）

29. 经下颌颈深面入颞下窝，经翼上颌裂入翼腭窝的是 （ ）

30. 颈外动脉的终支之一，主要分布于颞区软组织的是 （ ）

(31~32题共用备选答案)
   A. 视交叉   B. 眼动脉
   C. 上颌神经 D. 展神经
   E. 滑车神经

31. 垂体瘤向两侧扩展时,可压迫海绵窦,发生海绵窦淤血及脑神经受损的症状,最先受压迫的脑神经是 （ ）

32. 垂体前叶肿瘤可将鞍膈的前部推向上方,压迫的脑神经是 （ ）

【X型题】

33. 属于头皮的结构是 （ ）
   A. 皮肤
   B. 帽状腱膜
   C. 浅筋膜
   D. 腱膜下疏松结缔组织
   E. 颅骨外膜

34. 下列关于颅顶部血管神经的描述,正确的是 （ ）
   A. 走在浅筋膜内
   B. 可分前、外、后组
   C. 从周围向颅顶部汇聚
   D. 可分前、后组
   E. 走在帽状腱膜下间隙内

35. 通过海绵窦的结构有 （ ）
   A. 滑车神经
   B. 展神经
   C. 下颌神经
   D. 动眼神经
   E. 眼神经

36. 颅内外静脉的交通途径是 （ ）
   A. 通过乙状窦
   B. 经面部静脉及翼丛
   C. 通过导静脉
   D. 通过板障静脉
   E. 通过颈外静脉

37. 下列关于头皮损伤的描述,正确的是
( )
A. 常需压迫或缝合止血
B. 出血较多
C. 裂口较大常为帽状腱膜损伤
D. 发生在不同层次内的血肿其肿块大小、范围及疼痛各异
E. 应注意观察患者神智、颅内压变化,警惕脑疝发生

38. 颅中窝骨折伴海绵窦撕裂,易累及的窦内结构是 ( )
A. 颈内动脉
B. 展神经
C. 眼神经
D. 动眼神经
E. 视神经

39. 属于上颌动脉第1段分支的是( )
A. 颊动脉
B. 眶下动脉
C. 下牙槽动脉
D. 上牙槽动脉
E. 脑膜中动脉

40. 通过翼下颌间隙的结构有 ( )
A. 下牙槽神经   B. 下牙槽动、静脉
C. 舌神经   D. 颊神经
E. 耳颞神经

41. 下列关于颅外感染蔓延的描述,正确的是 ( )
A. 面浅部感染可蔓延至颅内
B. 面深部感染不会波及颅内
C. 颅顶部软组织感染可经导静脉及板障静脉扩散入颅内
D. 腹膜后隙感染不会上行蔓延
E. 无上述情况

42. 位于腮腺深面的结构有 ( )
A. 副神经
B. 舌下神经
C. 茎突肌
D. 舌咽神经及迷走神经
E. 颈内动、静脉

43. 下列关于脑垂体肿瘤的描述,正确的是 ( )
A. 可突入第三脑室,影响脑脊液循环,导致颅内压增高
B. X线片显示蝶鞍扩大或变形
C. 向两侧可压迫海绵窦及窦内神经
D. 可压迫视交叉,出现视觉障碍
E. 可压迫面神经引起面麻痹

44. 下列关于颅顶深筋膜的描述,正确的是 ( )
A. 位于额顶枕区的部分称帽状腱膜
B. 位于颞区的部分称颞筋膜
C. 帽状腱膜和颞筋膜是同一层结构
D. 帽状腱膜前沿附着于眉弓
E. 颞筋膜向下附着于下颌支

二、名词解释

1. 腮腺床
2. 垂体
3. 海绵窦
4. 颊脂体
5. 腱膜下疏松结缔组织
6. 头皮
7. 危险三角
8. 翼点

三、填空题

1. 头部借_____、_____、_____、_____和_____的连线与颈部分界，借_____、_____、_____和_____的连线分为后上的颅部和前下的面部。

2. 穿经腮腺的纵行结构有_____、_____、_____、_____及_____。

3. 垂体窝的前方为_____，前外侧界为视神经管，后方为_____，两侧为_____，顶部为硬脑膜形成的鞍膈。垂体前叶肿瘤可将鞍膈前部推向上方，压迫_____；垂体肿瘤向上可突入_____，引起脑脊液循环障碍；向两侧压迫_____。

4. 当颅内压增高时，_____受挤压而嵌入小脑幕切迹的下方，形成小脑幕切迹疝，致使_____和_____受压，_____侧瞳孔扩大，瞳孔对光反射消失，_____侧肢体轻瘫等临床体征。

5. 颅前窝骨折伤及_____时，常伴有_____和_____撕裂或_____神经受损。

6. 前庭蜗神经经过_____离开内耳道，椎动脉经过_____进入颅腔，副神经经过_____离开颅腔，动眼神经经过_____离开颅腔。

7. 面部主要由_____动脉的分支_____、_____、_____供血，此外还有_____（颈内动脉的分支）参与。面部浅层结构的动脉主要是_____及其分支。

8. 额顶枕区软组织结构由浅入深分为_____、_____、_____、_____、_____5层。

9. 颞区软组织由浅入深可分为_____、_____、_____、_____、_____5层。

10. 海绵窦为一对重要的_____，由_____的腔隙构成，窦内有许多_____，将窦腔分隔成许多小的_____，感染时易形成_____。

11. 紧贴海绵窦外侧壁通过的结构，自上而下依次有_____、_____、_____、_____；在近窦的内侧壁有_____及其外侧的_____通过。

12. 当颅内压增高或小脑肿瘤时，小脑_____可因受压嵌入_____，形成_____疝，因_____生命中枢受压，故可危及生命。

四、简答题

1. 简述垂体的位置、毗邻及患肿瘤时可能出现的压迫症状有哪些。
2. 简述舌的血管、神经和淋巴管。
3. 简述颌面部间隙的感染如何相互扩散。
4. 简述面神经在颅外的分段、行程及分支分布。

五、论述题

1. 如何鉴别颅顶皮下、腱膜下和骨膜下血肿？额顶枕区软组织损伤为何出血较多？

2. 鼻翼外侧疖肿被挤压时,为何会引起海绵窦炎？通过哪些途径传入颅内？可能会产生什么后果？

3. 颞区软组织分哪几层,为何开颅减压术常采用颞区入路？

【参/考/答/案】

一、选择题

【A型题】

1. B 2. E 3. E 4. C 5. C
6. A 7. B 8. E 9. B 10. A
11. D 12. E 13. E 14. C 15. A
16. A 17. D 18. D 19. C 20. E
21. B 22. C 23. E 24. C 25. E
26. C

【B型题】

27. A 28. B 29. C 30. D 31. D
32. A

【X型题】

33. ABC 34. ABC 35. ABDE
36. ABCD 37. ABCDE 38. ABCDE
39. CE 40. ABC 41. AB
42. ABCDE 43. ABCD 44. AB

1. B【解析】腮腺的深面与茎突诸肌及深部血管神经相邻,这些肌肉、血管神经包括颈内动、静脉及舌咽神经、迷走神经、副神经及舌下神经,共同形成"腮腺床",紧贴腮腺的深面。

8. E【解析】颅底骨与硬脑膜结合紧密,外伤后不会形成硬膜外血肿,但脑膜会同时损伤,引起脑脊液外漏。颅顶骨与硬脑膜结合疏松,颅顶骨薄而脆,外伤时易骨折,刺伤局部的血管引起血肿。

22. C【解析】小脑幕切迹疝时,海马旁回等结构被推移至小脑幕切迹的下方,在脑干大脑脚处嵌顿,出现对侧肢体偏瘫。同时,导致动眼神经的牵张或压迫,出现同侧瞳孔散大、对光反射均消失等体征。

二、名词解释

1. 腮腺床:腮腺的深面与茎突诸肌及深部血管神经相邻,这些肌、血管神经包括颈内动、静脉,舌咽神经,迷走神经,副神经及舌下神经共同形成"腮腺床",紧贴腮腺的深面,并借茎突与位于其浅面的颈外动脉分开。

2. 垂体:垂体位于蝶鞍中央的垂体窝内,借漏斗和垂体柄穿过鞍膈与第三脑室底的灰结节相连。

3. **海绵窦:**位于蝶鞍的两侧,前达眶上裂内侧,后至颞骨岩部的尖端,为一对重要的硬脑膜静脉窦,由硬脑膜两层间的腔隙构成。窦内有许多结缔组织小梁,血流缓慢,感染时易形成栓塞。外侧壁自上而下依次有动眼神经、滑车神经、眼神经及上颌神经通过。内侧壁上部与垂体相邻,窦内有颈内动脉及其外侧的展神经通过。

4. **颊脂体:**浅筋膜由疏松结缔组织构成,其中颊部脂肪聚成的团块,称颊脂体。

5. **腱膜下疏松结缔组织:**又称腱膜下间隙,是位于帽状腱膜与骨膜间的疏松结缔组织,头皮借此层与颅骨外膜疏松结合。

6. **头皮:**通常所说的"头皮"指的是皮肤、浅筋膜、帽状腱膜及枕额肌3层,这3层紧密结合,不易分离。

7. **危险三角:**面静脉与颅内的海绵窦借多条途径相交通,因此面部感染有向颅内扩散的可能,尤其是口裂以上两侧口角至鼻根的三角形区域,感染向颅内扩散的可能性更大,被称为"危险三角区"。

8. **翼点:**位于颧弓中点上方约两横指处,由额、顶、颞、蝶骨连接而成,多数呈"H"形,是颅骨的薄弱部分,内面有脑膜中动脉沟,沟内有脑膜中动脉前支通过,当此部位受暴力打击骨折时,前支血管常易断裂出血导致硬膜外血肿。

三、填空题

1. 下颌骨下缘　下颌角　乳突尖端　上项线　枕外隆凸　眶上缘　颧弓上缘　外耳门上缘　乳突

2. 颈外动脉　下颌后静脉　耳颞神经　颞浅动脉　颞浅静脉

3. 鞍结节　鞍背　海绵窦　视交叉　第三脑室　海绵窦

4. 海马旁回钩　脑干　动眼神经　同　对

5. 筛板　脑膜　鼻腔顶部黏膜　嗅

6. 内耳门　枕骨大孔　颈静脉孔　眶上裂

7. 颈外　面动脉　上颌动脉　颞浅动脉　眼动脉　面动脉

8. 皮肤　浅筋膜　帽状腱膜　腱膜下疏松结缔组织　颅骨外膜

9. 皮肤　浅筋膜　颞筋膜　颞肌　骨膜

10. 硬脑膜静脉窦　硬脑膜两层间　结缔组织小梁　腔隙　栓塞

11. 动眼神经　滑车神经　眼神经　上颌神经　颈内动脉　展神经

12. 扁桃体　枕骨大孔　枕骨大孔　延髓

四、简答题

1. **简述垂体的位置、毗邻及患肿瘤时可能出现的压迫症状有哪些。**

答 垂体位于蝶鞍中央的垂体窝内,借漏斗和垂体柄穿过蝶鞍中央的鞍膈孔与第三脑室底的灰结节相连。毗邻:前方为鞍结节;前外侧界为视神经管;后方为鞍背;两侧为海绵窦;顶部为鞍膈,鞍膈前上方有视交叉和视神经;底部隔薄层骨壁与蝶窦相邻。前叶肿瘤压迫视交叉,可出现视野缺损;向上突入第三脑室,导致颅内压增高;向下可使垂体窝深度增加,甚至侵及蝶窦;两侧可压迫海绵窦,发生海绵窦淤血及脑神经受损的症状。

2. 简述舌的血管、神经和淋巴管。

答 舌是一个与咀嚼、吞咽、语言和味觉有关的肌性器官,借肌附着于舌骨、下颌骨、茎突、软腭和咽壁。舌的前2/3为口部,后1/3为咽部。舌的动脉供应为舌动脉,也有来自面动脉和咽升动脉的分支。舌的静脉在固有膜内构成静脉丛,最后主要汇合成舌静脉,注入颈内静脉。舌的输出淋巴管主要注入颈深上淋巴结;舌尖和舌前部发出的淋巴管也可注入颏下淋巴结。分布于舌的神经有感觉神经和运动神经,舌前2/3黏膜的一般感觉由舌神经支配,味觉则由鼓索(参与舌神经)支配;舌后1/3黏膜的一般感觉及味觉由舌咽神经和迷走神经支配。全部舌肌由舌下神经支配(腭舌肌例外,由迷走神经支配)。

3. 简述颌面部间隙的感染如何相互扩散。

答 颌面部骨、肌肉和筋膜之间的间隙彼此相通,其内充满疏松结缔组织,感染时可沿间隙扩散,主要的间隙有:①咬肌间隙。位于下颌支上部与咬肌深部之间,前界为咬肌前缘,后界为下颌支后缘或腮腺组织,上界为颧弓,下界为下颌下缘。咬肌神经、血管经下颌切迹至此,从深面入咬肌。该间隙与翼下颌间隙经下颌切迹相通。许多牙源性感染易扩散至该间隙。②翼下颌间隙。位于下颌支内侧面与翼内肌之间,与咬肌间隙经下颌切迹相通。此间隙前界为咬肌、颞肌及其附着的下颌支前缘,后界为腮腺和下颌支后缘,上界为翼外肌,下界为下颌角内侧。内有舌神经、下牙槽神经和下牙槽血管及疏松结缔组织,后者与颞下间隙、咽外侧间隙等处的疏松结缔组织连续。③舌下间隙。位于下颌体的内侧。上界为口底黏膜,下界为下颌舌骨肌和舌骨舌肌,前界为下颌舌骨肌线以上的下颌骨体内侧面骨壁,后界止于舌根。间隙内有舌下腺、下颌下腺的深部及腺管、下颌下神经节、舌神经、舌下神经和舌下血管等。向后在下颌舌骨肌后缘通下颌下间隙,向后上通翼下颌间隙,向前与对侧的舌下间隙相交通。

4. 简述面神经在颅外的分段、行程及分支分布。

答 面神经在颅外的行程及分支分布,因穿腮腺分为3段:第1段为腮腺前段,为面神经干经茎乳孔穿出至进入腮腺以前的一段,位于乳突与外耳道之间的切迹内。此处前方为茎突,后方为乳突,下方为二腹肌后腹,三者均可作为寻找面神经主干的标志。面神经经茎乳孔穿出后,经乳突根部前缘向前,至外耳道软骨和二腹肌后腹所形成的夹角内,弓状行向前外下方,于腮腺后内侧上部,约在颞下颌关节下2.5cm处进入腮腺内,在腮腺浅、深两部之间,经颈外动脉和面后静脉浅面,在下颌角上方、下颌支后缘后方处分为上、下干。第2段为腮腺内段,行于腮腺实质内,分上、下干,上、下两干及其各分支之间相互吻合形成腮腺内丛，由内丛发出5组分支，其中上干分出颞支和颧支；下干分出颊支、下颌缘支和颈支。第3段为腮腺后段，以扇形网状形式至各相应区域面肌。

五、论述题

1. 如何鉴别颅顶皮下、腱膜下和骨膜下血肿？额顶枕区软组织损伤为何出血较多？

答 皮下血肿轮廓清楚，局部疼痛明显；腱膜下血肿范围较广，常形成较大血肿，且常在鼻根和上眼睑皮下形成瘀斑；骨膜下血肿常局限于某一块颅骨范围内，不超过骨缝界限。

2. 鼻翼外侧疖肿被挤压时，为何会引起海绵窦炎？通过哪些途径传入颅内？可能会产生什么后果？

答 面静脉在口角以上段缺少静脉瓣，在面部危险三角区发生的疖肿处理不当会经下列途径引起颅内感染，导致海绵窦综合征。面静脉经眼上静脉和内眦静脉与颅内的海绵窦相交通，面肌的收缩可促使血液逆流。因此在危险三角区内发生化脓性感染时，易循下述途径逆行至海绵窦，导致颅内感染。静脉交通及途径：

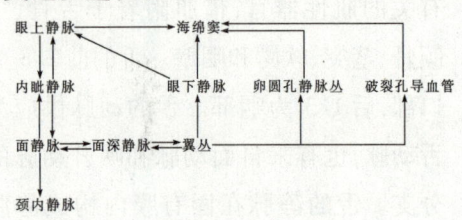

眼上静脉 → 海绵窦 ←
内眦静脉 → 眼下静脉 卵圆孔静脉丛 破裂孔导血管
面静脉 ← 面深静脉 翼丛
颈内静脉

3. 颞区软组织分哪几层，为何开颅减压术常采用颞区入路？

答 颞区软组织由浅入深可分为皮肤、浅筋膜、颞筋膜、颞肌和骨膜。颞区皮肤较薄，移动性较大，易于缝合，术后瘢痕较小；颞肌及颞筋膜较坚韧，有部分颅骨缺损时仍可对脑组织起到较好的保护作用。故常在此处进行开颅减压术。

（朱耀峰）

第 2 章 颈 部

【学/习/要/点】

一、掌握

1. 颈部的体表标志。
2. 颈筋膜的层次。
3. 颈动脉三角和肌三角的境界及内容。
4. 甲状腺的形态、被膜、位置、毗邻及血供。
5. 喉上神经和喉返神经的来源、分支、分布及与甲状腺上、下动脉的关系。
6. 气管颈部的毗邻及气管切开术的解剖要点。
7. 颈动脉鞘的位置和内容。

二、熟悉

1. 颈部的境界与分区。
2. 皮神经的位置及其临床意义。
3. 下颌下三角的构成及内容。
4. 食管颈部的位置和毗邻。
5. 胸锁乳突肌区和颈根部的境界、内容及毗邻。
6. 枕三角和肩胛舌骨肌锁骨三角的境界及内容。
7. 颈部血管的体表投影。
8. 颈筋膜间隙的位置及其交通关系。
9. 甲状旁腺的位置。
10. 椎动脉三角的位置及内容。
11. 锁骨上臂丛麻醉的部位和注射点。
12. 颈部淋巴结的分组、位置及其临床意义。

【应/试/考/题】

一、选择题

【A/型/题】

1. 穿经斜角肌间隙的结构是 （   ）
   A. 锁骨下动脉、膈神经
   B. 锁骨下动脉、静脉
   C. 锁骨下动脉、臂丛
   D. 臂丛、锁骨下静脉
   E. 颈横动脉、臂丛

2. 下列关于臂丛的描述，正确的是（   ）
   A. 由第5～7颈神经前支构成
   B. 经过胸锁乳突肌与前斜角肌之间
   C. 经过锁骨下动脉与中斜角肌之间
   D. 经过中、后斜角肌之间
   E. 与锁骨下静脉伴行而穿过斜角肌间隙

3. 下列关于颈内动脉的描述，错误的是 （   ）
   A. 在颈部无分支
   B. 除供血给脑外，尚发出眼动脉
   C. 在颈外动脉内侧
   D. 起始部膨大为颈动脉窦，是压力感受器
   E. 迷走神经在其后方下行

4. 下列关于甲状旁腺的描述，错误的是 （   ）
   A. 一般有上、下两对
   B. 位于真假被膜之间的囊鞘间隙内
   C. 有的还可位于甲状腺实质内
   D. 下甲状旁腺多位于侧叶下1/3的后方
   E. 甲状腺手术时要一并切除甲状旁腺

5. 下列关于甲状腺悬韧带和囊鞘间隙的描述，错误的是 （   ）
   A. 甲状腺悬韧带由甲状腺假被膜形成
   B. 甲状腺真被膜与甲状腺假被膜之间形成囊鞘间隙
   C. 囊鞘间隙含有甲状腺血管、喉的神经和疏松结缔组织
   D. 甲状旁腺也位于囊鞘间隙
   E. 甲状腺悬韧带将甲状腺固定于食管上

6. 肌三角浅面的结构由浅入深为（   ）
   A. 皮肤、浅筋膜、颈深筋膜浅层、气管前筋膜
   B. 皮肤、浅筋膜、颈阔肌、颈深筋膜浅层、气管浅筋膜
   C. 皮肤、浅筋膜、颈阔肌、颈前静脉与皮神经、颈深筋膜浅层
   D. 皮肤、浅筋膜、颈前静脉与皮神经、颈深筋膜浅层、气管前筋膜
   E. 皮肤、颈前静脉与皮神经、颈阔肌、颈深筋膜浅层

7. 甲状腺手术切开的结构层次，不包括 （   ）
   A. 皮肤、浅筋膜及颈横神经
   B. 颈阔肌及面神经颈支
   C. 舌骨下肌群及其神经
   D. 颈深筋膜浅层
   E. 气管前筋膜

8. 甲状腺峡通常位于 （   ）
   A. 第1～3气管软骨前方
   B. 第2～4气管软骨前方
   C. 第2～6气管软骨前方

D. 甲状软骨前方

E. 环状软骨前方

9. 结扎甲状腺上动脉手术时应避免损伤 （ ）

   A. 舌下神经

   B. 迷走神经

   C. 舌咽神经

   D. 迷走神经喉上神经支

   E. 迷走神经喉下神经支

10. 经过锁骨上三角的结构是 （ ）

    A. 腋静脉　　　B. 颈内静脉下端

    C. 锁骨下静脉　D. 膈神经

    E. 副神经

11. 颈部皮神经阻滞麻醉穿刺点是（ ）

    A. 胸锁乳突肌后缘上、中 1/3 交界处

    B. 锁骨中 1/3 上方

    C. 胸锁乳突肌前缘中点处

    D. 胸锁乳突肌后缘中点处

    E. 胸锁乳突肌后缘中、下 1/3 交界处

12. 颈动脉鞘内有 （ ）

    A. 颈交感神经干　B. 椎动脉

    C. 舌咽神经　　　D. 颈内静脉

    E. 颈外静脉

13. 下列关于颈内静脉的描述,正确的是 （ ）

    A. 全程与颈内动脉伴行

    B. 颈动脉三角处无属支注入

    C. 只收集颅内的静脉血

    D. 全长与迷走神经伴行

    E. 汇入头臂静脉

14. 颈外动脉的分支中,起点约在舌骨大角上方,行于舌骨舌肌深面的动脉是 （ ）

    A. 甲状腺上动脉　B. 舌动脉

    C. 面动脉　　　　D. 耳后动脉

    E. 上颌动脉

15. 下列关于对颈外静脉的描述,正确的是 （ ）

    A. 与颈内静脉伴行

    B. 收集头、颈部浅层所有的静脉血

    C. 与颈外动脉伴行

    D. 体表投影为下颌角至锁骨中点的连线

    E. 末端没有瓣膜

16. 某患者因患左侧颈部淋巴结结核,选择胸锁乳突肌中线切口自肌后缘向深部清除淋巴结手术。但患者术后出现左肩不能抬举,最可能是手术中损伤 （ ）

    A. 颈丛神经根　B. 臂丛

    C. 膈神经　　　D. 迷走神经

    E. 副神经

17. 某患者行右侧颈下神经节阻滞术后,出现右侧胸部疼痛、胸闷,逐渐呼吸困难。可能是损伤了 （ ）

    A. 膈神经　　　B. 迷走神经

    C. 胸膜顶　　　D. 颈交感干

    E. 椎动脉

18. 62 岁的男性肺气肿患者,4 年前被诊断为肺源性心脏病。近日症状加重,出现右心衰竭、呼吸功能不全。为提供一条呼吸支持治疗的途径,拟行气管切开术。选择气管切开的部位在 （ ）

    A. 颈前正中线第 1~3 气管软骨环处

    B. 颈前正中线第 2~4 气管软骨环处

    C. 颈前正中线第 3~5 气管软骨环处

    D. 颈前正中线第 4~6 气管软骨环处

    E. 颈前正中线第 5~7 气管软骨环处

19. 胃癌患者,查体发现左胸锁乳突肌后缘与锁骨上缘交界处扪及数个无痛肿大的淋巴结。此组淋巴结是 (   )

   A. 颈前浅淋巴结

   B. 颈前深淋巴结

   C. 颈外侧浅淋巴结

   D. 角淋巴结

   E. Virchow 淋巴结

20. 女性甲状腺功能亢进患者行甲状腺切除术后,出现声音嘶哑。经喉镜检查发现,在发音时,右侧声带麻痹。最可能损伤的是 (   )

   A. 右喉上神经喉外支

   B. 右喉上神经喉内支

   C. 右侧环甲肌

   D. 右颈交感干

   E. 右喉返神经

21. 气管切开术时经过的层次不包括 (   )

   A. 皮肤浅筋膜

   B. 颈阔肌及其神经

   C. 舌骨下肌群

   D. 颈深筋膜浅层

   E. 气管前筋膜

22. 锁骨上臂丛神经阻滞麻醉穿刺部位是 (   )

   A. 锁骨内侧端上方

   B. 锁骨内 1/3 段上方

   C. 锁骨中点上方

   D. 锁骨中、外 1/3 交点上方

   E. 锁骨内、中 1/3 交点上方

23. 将锁骨下动脉分为 3 段的结构是 (   )

   A. 锁骨   B. 前斜角肌

   C. 中斜角肌   D. 后斜角肌

   E. 胸小肌

24. 锁骨下静脉行于 (   )

   A. 前、中斜角肌之间

   B. 前斜角肌与锁骨之间

   C. 中斜角肌与第 1 肋之间

   D. 中斜角肌与锁骨之间

   E. 后斜角肌与锁骨之间

25. 下颌下三角内结构不包括 (   )

   A. 面动脉

   B. 舌下神经

   C. 舌动、静脉

   D. 舌神经

   E. 下颌后动、静脉

26. 对胸膜顶毗邻的描述,正确的是 (   )

   A. 颈交感干在其内侧

   B. 膈神经、臂丛经其外侧

   C. 胸导管经左侧胸膜顶的后方

   D. 锁骨下动脉、迷走神经在其前方

   E. 颊咽筋膜附于胸膜顶上方

27. 不属于颈动脉三角内的结构是 (   )

   A. 副神经   B. 舌下神经

   C. 喉上神经   D. 迷走神经

   E. 喉返神经

28. 胸膜顶最高点的体表投影位于 (   )

   A. 距锁骨内侧端上方 2~3cm

   B. 距锁骨内侧 1/3 段上方 2~3cm

   C. 距锁骨中 1/3 段上方 2~3cm

   D. 距锁骨外侧 1/3 段上方 2~3cm

   E. 距锁骨中点上方 2~3cm

29. 下列关于内脏筋膜的描述,正确的是 (   )

   A. 该筋膜包裹食管全长

   B. 该筋膜包裹气管与支气管

   C. 该筋膜包裹下颌下腺与腮腺

   D. 该筋膜形成甲状腺鞘

   E. 该筋膜形成腋鞘

30. 下颌下三角中,下颌舌骨肌深面经过的结构,从上至下为 （　　）
   A. 舌下神经、舌神经、下颌下腺导管
   B. 下颌下腺导管、舌神经、舌下神经
   C. 舌神经、舌下神经、下颌下腺导管
   D. 舌神经、下颌下腺导管、舌下神经
   E. 舌下神经、下颌下腺导管、舌神经

31. 与甲状腺下动脉交叉的神经是（　　）
   A. 喉上神经外支
   B. 喉上神经内支
   C. 喉返神经
   D. 迷走神经
   E. 颈交感干

32. 椎动脉经过 （　　）
   A. 第1~7颈椎横突孔
   B. 颈静脉孔
   C. 内耳门
   D. 破裂孔
   E. 枕骨大孔

33. 下列关于胸导管的描述,错误的是 （　　）
   A. 上胸部和颈根部沿食管左侧上行
   B. 在颈动脉鞘后方
   C. 注入左静脉角
   D. 有左、右颈干注入
   E. 有左支气管纵隔干注入

34. 下列关于椎前筋膜的描述,正确的是 （　　）
   A. 位于颈深肌群深面
   B. 向上附于第2颈椎体前面
   C. 向下不与胸内筋膜相延续
   D. 与形成腋鞘无关
   E. 颈交感干位于此筋膜深面

35. 左侧肺尖部肺癌患者出现左侧瞳孔缩小、左睑下垂、左侧半头颈及左上肢皮肤发热、闭汗等症状,其原因可能是肿瘤侵犯了 （　　）
   A. 左喉返神经　　B. 左膈神经
   C. 左迷走神经　　D. 左侧臂丛
   E. 左颈交感干

36. 下列关于二腹肌后腹的描述,错误的是 （　　）
   A. 为颈动脉三角与下颌下三角的分界标志
   B. 手术中是颈部与颌面部的主要分界标志
   C. 下颌后静脉经过其深面
   D. 颈外动脉经过其深面
   E. 面神经颈支经过其浅面

【B型题】

(37~40题共用备选答案)
   A. 喉上神经内支
   B. 喉上神经外支
   C. 喉返神经
   D. 喉返神经运动支
   E. 喉返神经感觉支

37. 分布于声门裂以下的喉黏膜的是（　　）
38. 分布于声门裂以上的喉黏膜的是（　　）
39. 支配除环甲肌以外的所有喉肌的是 （　　）
40. 支配环甲肌的是 （　　）

(41~44题共用备选答案)
   A. 颈浅筋膜　　B. 颈筋膜浅层
   C. 气管前筋膜　　D. 椎前筋膜
   E. 颈动脉鞘

41. 包绕下颌下腺和腮腺的是　　　（　）
42. 形成甲状腺鞘的是　　　　　　（　）
43. 形成腋鞘的是　　　　　　　　（　）
44. 形成胸骨上间隙的是　　　　　（　）

【X/型/题】

45. 被气管前筋膜包裹的器官有　　（　）
    A. 咽　　　　　　B. 喉
    C. 下颌下腺　　　D. 甲状腺
    E. 食管颈部
46. 下列关于颈交感干的描述,正确的是
    　　　　　　　　　　　　　　（　）
    A. 由颈上、中、下交感神经节及节间支组成
    B. 位于脊柱两侧,椎前筋膜前面
    C. 颈上神经节位于第2~3颈椎横突前方
    D. 颈中神经节最小或不明显
    E. 颈下神经节多与第1胸交感神经节融合为星状神经节
47. 下列关于臂丛的描述,正确的是
    　　　　　　　　　　　　　　（　）
    A. 由第5~7颈神经前支构成
    B. 与锁骨下静脉共穿斜角肌间隙
    C. 在锁骨下动脉上方穿斜角肌间隙
    D. 被椎前筋膜覆盖
    E. 在锁骨上无分支
48. 下列关于膈神经的描述,正确的是
    　　　　　　　　　　　　　　（　）
    A. 是臂丛的混合神经
    B. 是颈丛的混合神经
    C. 是颈丛皮支
    D. 行走在前斜角肌内侧
    E. 行走在前斜角肌前面

49. 下列关于甲状腺下动脉的描述,正确的是　　　　　　　　　　　　　（　）
    A. 为甲状颈干的分支
    B. 沿前斜角肌外侧缘上升
    C. 在颈动脉鞘与椎血管之间弯向内侧
    D. 分支与甲状腺上动脉吻合
    E. 在甲状腺侧叶下极附近与喉返神经的关系复杂
50. 甲状腺囊鞘间隙内含有的结构有
    　　　　　　　　　　　　　　（　）
    A. 甲状腺　　　　B. 甲状腺血管
    C. 甲状旁腺　　　D. 喉返神经
    E. 疏松结缔组织
51. 甲状腺前面的结构包括　　　　（　）
    A. 皮肤、浅筋膜
    B. 颈阔肌
    C. 封套筋膜
    D. 舌骨下肌群
    E. 气管前筋膜
52. 甲状腺手术结扎甲状腺下动脉时,损伤右喉返神经的机会较多,因为该神经　　　　　　　　　　　　　（　）
    A. 位置较浅　　　B. 位置较深
    C. 位置较直　　　D. 位置较斜
    E. 较粗
53. 经二腹肌后腹深面的结构有　　（　）
    A. 下颌后静脉　　B. 颈内动脉
    C. 迷走神经　　　D. 颈交感干
    E. 舌下神经
54. 颈动脉三角内容不包括　　　　（　）
    A. 颈总动脉及其分支
    B. 舌神经
    C. 舌咽神经
    D. 舌下神经
    E. 迷走神经

55. 颈根部的境界为 （　　）
    A. 前界为胸骨柄
    B. 后界为第1胸椎体
    C. 两侧为第1肋
    D. 两侧为锁骨
    E. 两侧为锁骨下血管

56. 下列关于气管颈部毗邻的描述,正确的是 （　　）
    A. 上端两侧为甲状腺侧叶
    B. 气管食管旁沟内有喉返神经
    C. 后方为食管
    D. 其前外侧有颈动脉鞘
    E. 幼儿的左头臂静脉、主动脉弓常达气管颈部的前面

57. 甲状腺侧叶的后内侧邻近的结构有 （　　）
    A. 喉返神经　　B. 喉上神经
    C. 咽　　　　　D. 气管
    E. 食管颈段

58. 甲状腺侧叶两侧的毗邻器官主要有 （　　）
    A. 颈总动脉　　B. 颈内静脉
    C. 颈外静脉　　D. 迷走神经
    E. 颈交感干

59. 颈根部进出胸廓上口的结构有（　　）
    A. 颈内静脉　　B. 迷走神经
    C. 膈神经　　　D. 颈交感干
    E. 胸导管

60. 颈阔肌深面的浅筋膜内含有 （　　）
    A. 颈外静脉
    B. 颈外浅淋巴结
    C. 颈静脉弓
    D. 面神经颈支
    E. 颈丛皮支

61. 下列关于颈前静脉的描述,正确的是 （　　）
    A. 多注入颈内静脉
    B. 多注入颈外静脉
    C. 有颈静脉弓连于左右颈前静脉间
    D. 在胸锁乳突肌表面
    E. 可有颈淋巴结伴行

62. 气管颈部前方的结构有 （　　）
    A. 皮肤、浅筋膜
    B. 颈深筋膜浅层
    C. 胸骨上间隙及颈静脉弓
    D. 舌骨下肌群
    E. 颈深筋膜中层

63. 下列关于舌动脉的描述,正确的是 （　　）
    A. 与舌神经伴行
    B. 与面动脉伴行
    C. 行于舌骨舌肌深面
    D. 常与面动脉共干
    E. 与舌咽神经伴行

64. 下列关于食管颈部的描述,正确的是 （　　）
    A. 上端平环状软骨下缘续接咽
    B. 前方为气管颈部
    C. 食管颈部的位置稍偏左侧
    D. 两侧邻甲状腺侧叶、颈动脉鞘
    E. 被气管前筋膜包裹

65. 下颌下三角内有 （　　）
    A. 下颌下腺　　B. 舌下腺
    C. 舌下神经　　D. 面动脉
    E. 舌神经

66. 下列关于颈动脉三角的描述,正确的是 （　　）
    A. 由胸锁乳突肌前缘上份、肩胛舌骨肌上腹、二腹肌后腹围成

B. 浅面有皮肤、浅筋膜、颈阔肌及颈深筋膜浅层
C. 内侧有咽侧壁及其筋膜
D. 迷走神经及其分支、副神经位于此三角内
E. 三角的深面是气管前筋膜

二、名词解释

1. Virchow 淋巴结
2. 甲状腺悬韧带
3. supraclavicular triangle
4. carotid sinus
5. ansa cervicalis
6. jugular angle
7. pretracheal space
8. submandibular triangle
9. suprasternal space
10. triangle of vertebral artery
11. cervical fascia
12. muscular triangle
13. Sibson 筋膜

三、填空题

1. 颈外侧区前方为_____后缘，后方为_____前缘，下方为锁骨。该区被肩胛舌骨肌下腹分成_____和_____。

2. 通过颈椎横突所做额状断面，将颈分为前面的_____和后面的_____。

3. 二腹肌后腹是颈动脉三角和下颌下三角分界的标志，其表面有_____、_____及_____，深面有_____、_____、_____和_____等。

4. 肌三角位于_____、_____和_____之间，三角内有舌骨下肌群。

5. 甲状颈干起自_____第1段的上壁，沿前斜角肌内缘上升，常分3支，即_____、肩胛上动脉和_____。

6. 甲状腺上动脉起自_____起始部的前壁，行向前下方，起初与_____伴行，在甲状腺次全切除术时，结扎甲状腺上动脉，应_____甲状腺上极进行。甲状腺下动脉与_____交叉，结扎甲状腺下动脉，应_____甲状腺下极进行。

7. 颈根部是_____与_____的交界区，前界为_____，后界为_____，两侧为_____。

8. 颈交感干由颈上、中、下交感干神经节及其节间支组成，颈上神经节最大，位于_____前方，颈中神经节最小或不明显，位于_____前方，颈下神经节位于_____平面，多与第1胸神经节融合为_____，又称星状神经节。

9. 气管颈部活动性较大，头转向一侧，气管随之转向_____，食管移向_____，常规气管切开术时，头应保持_____，并尽量_____，使气管接近体表。

10. 气管前筋膜包绕甲状腺，形成甲状腺假被膜，称_____。甲状腺的外膜称真被膜，即_____。

11. 食管颈部前为_____，后有_____和_____，后外侧隔椎前筋膜与_____相邻，两侧为_____、_____及其内容。

12. 锁骨下动脉于第1肋外侧缘续为腋动脉,前斜角肌将其分为3段,第1段位于_____,第2段位于_____,第3段位于_____。

五、论述题
1. 试述颈筋膜的结构特点及其形成的颈筋膜间隙。
2. 试述颈动脉三角的境界和内容。
3. 试述甲状腺的血液供应和神经支配及手术时应注意的问题。
4. 试述颈根部的解剖结构。
5. 试述气管颈部的位置、毗邻、血供及气管切开术要注意的解剖结构。
6. 试述食管颈部的毗邻和血供。

四、简答题
1. 简述斜角肌间隙及其临床意义。
2. 简述气管切开的手术径路层次。

【参／考／答／案】

一、选择题

【A 型题】

1. C 2. C 3. C 4. E 5. E
6. C 7. B 8. B 9. D 10. C
11. D 12. D 13. E 14. B 15. D
16. E 17. C 18. C 19. E 20. E
21. B 22. C 23. B 24. D 25. E
26. D 27. E 28. B 29. D 30. D
31. B 32. E 33. D 34. E 35. E
36. C

【B 型题】

37. E 38. A 39. D 40. B 41. B
42. C 43. D 44. B

【X 型题】

45. ABDE 46. ACDE 47. CD
48. BCDE 49. ACDE 50. BCDE
51. ACDE 52. AD 53. BCDE
54. BC 55. ABC 56. ABCE
57. ACDE 58. ABDE 59. ABCDE
60. ABDE 61. BCE 62. ABCDE
63. CD 64. ABCDE 65. ACDE
66. ABCD

二、名词解释

1. Virchow 淋巴结:位于左颈根部左侧斜角肌处的淋巴结。食管下部癌或胃癌转移时,常可累及该淋巴结。在临床体检时,常在胸锁乳突肌后缘和锁骨上缘的交角处触及肿大的淋巴结。

2. 甲状腺悬韧带:在甲状腺两侧叶内侧和甲状腺峡后面,假被膜增厚并与甲状软骨、环状软骨及气管软骨环的连结,形成甲状腺悬韧带,将甲状腺固定于喉及气管壁上。

3. 锁骨上三角:此三角位于锁骨上方,在体表明显凹陷,故又称锁骨上大窝,由胸锁乳突肌后缘、肩胛舌骨肌下腹和锁骨上缘中 1/3 围成,其内有锁骨下动脉、锁骨下静脉和臂丛。

4. 颈动脉窦：颈内动脉起始处和颈总动脉末端的膨大部分为颈动脉窦，窦壁内有压力感受器。

5. 颈袢：由第1～3颈神经前支的分支构成。第1颈神经前支的部分纤维随舌下神经走行，在颈动脉三角内离开此神经，称为舌下神经降支或颈袢上根，沿颈内动脉及颈总动脉浅面下行。第2、3颈神经前支的部分纤维，经过颈丛联合，发出降支，称为颈袢下根，沿颈内静脉浅面（或深面）下行。上、下两根在肩胛舌骨肌中间腱上缘，平环状软骨弓处，在颈动脉鞘浅面合成颈袢。颈袢发支支配肩胛舌骨肌、胸骨舌骨肌和胸骨甲状肌。

6. 静脉角：由同侧颈内静脉与锁骨下静脉汇合成头臂静脉的汇合处形成向两外上开放的交角，该角处左侧有胸导管注入，右侧有右淋巴导管注入。

7. 气管前间隙：位于气管颈部的前方与舌骨下肌群后面的气管前筋膜之间，此间隙向下通上纵隔。间隙内有甲状腺最下动脉、甲状腺下静脉等，小儿还有胸腺上部、左头臂静脉和主动脉弓。

8. 下颌下三角：由二腹肌前、后腹和下颌骨体下缘围成，又称二腹肌三角，此三角内有下颌下腺、面动脉、舌神经、舌下神经等结构。

9. 胸骨上间隙：颈深筋膜的浅层在胸骨柄上缘3～4cm处，分为浅、深层，向下分别附于胸骨柄的前、后缘，两层之间为胸骨上间隙，内有颈静脉弓、颈前静脉下段、胸锁乳突肌胸骨头、淋巴结等。

10. 椎动脉三角：内侧界为颈长肌，外侧界为前斜角肌，下界为锁骨下动脉第1段，尖为第6颈椎横突前结节，三角内主要结构为椎动脉、椎静脉、甲状腺下动脉、颈交感干及颈胸神经节等。

11. 颈筋膜：位于浅筋膜和颈阔肌深面，包绕颈、项部的肌和器官，可分为浅层、气管前筋膜、椎前筋膜，各层之间可构成筋膜间隙。

12. 肌三角：由颈前正中线、胸锁乳突肌前缘和肩胛舌骨肌上腹围成的三角区，称肌三角。内有舌骨下肌群、甲状腺、甲状旁腺、气管和食管颈部等。

13. Sibson 筋膜：胸膜顶上方自第7颈椎横突、第1肋颈和第1胸椎体连至胸膜顶的筋膜，又称胸膜上膜。

三、填空题

1. 胸锁乳突肌　斜方肌　枕三角　锁骨上大窝

2. 固有颈部　项区

3. 耳大神经　下颌后静脉　面神经颈支　颈内动、静脉　颈外动脉　迷走神经　副神经　舌下神经　颈交感干

4. 颈前正中线　胸锁乳突肌前缘　肩胛舌骨肌上腹

5. 锁骨下动脉　甲状腺下动脉　颈横动脉

6. 颈外动脉　喉上神经外支　紧贴　喉返神经　远离

7. 颈部　胸部　胸骨柄　第1胸椎体　第1肋

8. 第2、3颈椎横突　第6颈椎横突　第7颈椎　颈胸神经节

9. 同侧　对侧　正中位置　后仰
10. 甲状腺鞘　纤维囊
11. 气管颈部　颈长肌　脊柱　颈交感干　甲状腺侧叶　颈动脉鞘
12. 前斜角肌内侧　前斜角肌后方　前斜角肌外侧

四、简答题

1. 简述斜角肌间隙及其临床意义。

答 前、中斜角肌与第1肋之间的间隙为斜角肌间隙。有锁骨下动脉和臂丛通过其中，故临床上可将麻药注入此间隙，进行臂丛神经组织麻醉。当前斜角肌肥厚或痉挛可压迫臂丛，致使患肢麻木、疼痛或运动障碍等，称"前斜角肌综合征"。

2. 简述气管切开的手术径路层次。

答 气管切开的手术径路层次为：皮肤、颈浅筋膜、颈深筋膜浅层、气管前层、椎前层。切开过程中，应避免损伤两侧的颈鞘，后方的食管及胸骨上间隙内的颈静脉弓、甲状腺奇静脉丛、甲状腺最下动脉、胸腺、头臂静脉、头臂干与主动脉弓等。

五、论述题

1. 试述颈筋膜的结构特点及其形成的颈筋膜间隙。

答 颈筋膜位于浅筋膜及颈阔肌的深面，包绕颈项部的肌肉、血管、神经和脏器。颈筋膜分浅、中、深层。颈部器官借致密的筋膜互相分隔，筋膜之间疏松结缔组织构成的间隙，称筋膜间隙。

（1）颈筋膜浅层：即封套筋膜，环绕整个颈部，向后附着于项韧带及第7颈椎棘突，向外侧再转向前方，依次包绕斜方肌和胸锁乳突肌，形成两肌的鞘后，被覆于舌骨下肌群表面，至正中线两侧彼此延续；向上附于头颈交界线，向下附着于肩峰、锁骨及胸骨的颈静脉切迹的前、后缘等颈部下界结构。在下颌下三角和腮腺区分为两层，分别包绕下颌下腺和腮腺，形成两腺的筋膜鞘，并包绕二腹肌前腹并附着于下颌骨下缘。

（2）气管前筋膜：又称颈筋膜中层，也称内脏筋膜，位于舌骨下肌群的深面。上方附于舌骨，下方续于纤维心包，并包绕颈部器官，包绕甲状腺的部分形成甲状腺鞘。鞘的后层增厚形成甲状腺悬韧带连于气管、甲状软骨和环状软骨。

（3）椎前筋膜：又称颈筋膜深层。向上附着于颅底，向下与脊柱的前纵韧带融合，并延续为胸内筋膜，该筋膜向外下方包绕腋血管及臂丛，形成腋鞘。

（4）颈动脉鞘：颈筋膜向两侧扩展，包绕颈总动脉、颈内动脉、颈内静脉和迷走神经形成颈动脉鞘。

颈筋膜形成的主要间隙分别有以下4种。

（1）胸骨上间隙：颈筋膜浅层在距胸骨柄上缘3~4cm处，分为浅、深层，分别附着于胸骨柄前、后缘，两者之间的间隙即胸骨上间隙，含有颈静脉弓、胸锁乳突肌胸骨头及淋巴结等。

（2）气管前间隙：位于气管前筋膜与气

管颈部之间。内有甲状腺下静脉、甲状腺最下动脉及甲状腺奇静脉丛等。在幼儿的气管前间隙的下段可有胸腺上部、主动脉弓和左头臂静脉。此间隙向下通至上纵隔。因此，颈部气管前间隙有感染或出血时，可沿此间隙向下到达前纵隔。前纵隔如有气肿亦可沿此间隙向上蔓延到颈部。

(3) 咽后间隙：位于椎前筋膜与颊咽筋膜之间。在正中缝处，有细薄的翼状筋膜将咽后间隙分隔为左、右互不相通的两半，故咽后间隙的脓肿常位于咽后壁中线的一侧。感染若循食管间隙向下蔓延，可达后纵隔。此间隙延伸至咽侧壁外侧的部分称为咽旁间隙。

(4) 椎前间隙：位于椎前筋膜与脊柱、颈深肌群之间。颈椎结核所致的脓肿、脓液多积留于此间隙的中分，形成咽后壁中部的慢性咽后脓肿。也可顺此间隙向下蔓延至后纵隔，或向两侧扩散至颈侧部，可循腋鞘沿锁骨下血管及臂丛蔓延至腋腔。

2. 试述颈动脉三角的境界和内容。

答 (1) 境界：由胸锁乳突肌前缘、肩胛舌骨肌上腹和二腹肌后腹围成，其浅面为皮肤、浅筋膜、颈阔肌及颈筋膜浅层；深面为椎前筋膜；内侧为咽侧壁及其筋膜。

(2) 内容：三角内有舌下神经及其降支、颈内静脉及其属支、颈总动脉及其分支、迷走神经及其分支、副神经及颈深淋巴结等。

动脉：颈总动脉平甲状软骨上缘处分为颈内动脉和颈外动脉。颈总动脉末端和颈内动脉始部膨大处为颈动脉窦；颈总动脉分叉处的后方有颈动脉小球。颈外动脉位于颈内动脉前内侧上行，向上依次发出甲状腺上动脉、舌动脉及面动脉；近二腹肌后腹下缘处向后上发出枕动脉；自颈外动脉起端的内侧发出咽升动脉，行向上方。颈内动脉先在颈外动脉后外侧，后转向其后内侧，它在颈部无分支。

静脉：颈内静脉位于颈总动脉外侧，其属支自上而下依次有面静脉、舌静脉、甲状腺上、中静脉。

神经：舌下神经经二腹肌后腹深面进入三角，越过颈内动脉及颈外动脉浅面，发出降支，称为颈袢上根，该根沿颈总动脉浅面下降，在环状软骨水平与来自第2、3颈神经的颈袢下根组成颈袢。副神经经二腹肌后腹深面入颈动脉三角的后上方，经颈内动、静脉之间行向后外，至胸锁乳突肌深面发出肌支支配该肌，本干至颈后三角。迷走神经行于颈动脉鞘内，位于颈内动脉、颈总动脉与颈内静脉之间的后方。

二腹肌后腹：是颈动脉三角与下颌下三角的分界，也是颌面部与颈部手术的重要标志。其浅面有耳大神经、下颌后静脉及面神经颈支；深面有颈内动、静脉，颈外动脉，迷走神经、副神经和舌下神经及颈交感干；其上缘有耳后动脉和面神经及舌咽神经等；下缘有枕动脉和舌下神经。

3. 试述甲状腺的血液供应和神经支配及手术时应注意的问题。

答 甲状腺的动脉主要有甲状腺上、下动脉。前者起自颈外动脉起始部的前壁，伴喉上神经外支弯向前下方，行于颈总动脉与喉之间，至甲状腺侧叶上端分为前、后两支，前支沿侧叶的前缘下行，分布于侧叶前面；后支沿侧叶后缘下行，与甲状腺下动脉的升支吻合，供应甲状腺的内、外侧面。还发出舌骨下动脉、喉上动脉、胸锁乳突肌支和环甲动脉，后者沿甲状腺侧叶的内侧缘和峡的上缘行向正中线与对侧同名动脉吻合。

甲状腺下动脉起自锁骨下动脉的甲状颈干，沿前斜角肌内侧缘上升至第6颈椎平面，经颈动脉鞘与椎血管之间弯向内下，入腺体的后面，近甲状腺侧叶下极至侧叶后面分为上、下支，分别与甲状腺上动脉吻合，分布于甲状腺、甲状旁腺、器官和食管等处。

喉上神经沿咽侧壁下行，在舌骨大角处分为内、外两支：内支伴喉上动脉穿甲状舌骨膜入喉，分布于声门裂以上的喉黏膜；外支伴甲状腺上动脉行向前下方，在距甲状腺上极 0.5~1cm 处，与动脉分开，弯向内侧，发出分支支配环甲肌及咽下缩肌。甲状腺次全切除手术结扎甲状腺上动脉时应紧贴腺的上极进行，以免损伤喉上神经外支。

左、右喉返神经的起始和行程不同。左喉返神经在左迷走神经经主动脉弓前方处分出，位于动脉韧带的左侧，从前向后勾绕主动脉弓，右喉返神经在颈根部发出，由前向后勾绕右锁骨下动脉，二者均上行于气管食管旁沟上行。两侧喉返神经紧邻甲状腺侧叶后面或后内侧面上行，至咽下缩肌下缘、环甲关节的后方入喉，称喉下神经，其运动支支配除环甲肌以外的所有喉肌，感觉支分布于声门裂以下的喉黏膜。二者在入喉前均经过环甲关节的后方，故甲状软骨下角可作为寻找喉返神经的标志。喉返神经通常行经甲状腺假被膜之外，多在甲状腺侧叶下极的后方与甲状腺下动脉或其分支有交叉，位置关系较为复杂。因此，施行甲状腺次全切除术时，应远离甲状腺下极结扎甲状腺下动脉，防止损伤喉返神经，引起声音嘶哑。

甲状腺的静脉：甲状腺上静脉通常有两条，从甲状腺上部起始，与同名动脉伴行，约在颈总动脉分叉处注入颈内静脉。甲状腺中静脉有无和大小均不恒定。自甲状腺侧叶外侧缘中部穿出，向外横过颈总动脉前面，在肩胛舌骨肌上腹后方，注入颈内静脉。甲状腺手术时，分离甲状腺和颈动脉鞘时，应先结扎此静脉，以免损伤。甲状腺下静脉自甲状腺下缘穿出，经气管前面下行，汇入头臂静脉。

甲状腺侧叶次全切除术结扎甲状腺动、静脉时，应注意避免损伤神经：结扎甲状腺上动、静脉时，应紧贴甲状腺上极，在囊内进行，以避免损伤迷走神经的喉上神经喉外支；结扎甲状腺下动、静脉时，应远离甲状腺下极进行，以避免损伤喉返神经。

4. 试述颈根部的解剖结构。

答 颈根部是指颈部、腋区与胸部之间的接壤区域，由进出胸廓上口的诸结构占据。前界为胸骨柄，后界为第1胸椎体，两侧为第1肋。其中心标志是前斜角肌。前、后方及外侧有胸、颈与上肢间横行的血管和神经等结构。内容及毗邻如下。

(1)胸膜顶和肺尖：胸膜顶突入颈根部，高出锁骨内侧1/3上方2~3cm，于第7颈椎横突及第1胸椎体，延伸到第1肋骨内侧缘。胸膜顶和肺尖的毗邻：前、中、后斜角肌覆盖其前、后、外侧，其前方邻锁骨下动脉及其分支、膈神经、迷走神经与锁骨下静脉，左侧并有胸导管跨越；后方贴靠第1、2肋、颈交感干和第1胸神经前支；内侧邻气管、食管；左颈根部有左锁骨下动脉与左头臂静脉、胸导管和左喉返神经，右颈根部为头臂干、右头臂静脉和气管；外侧邻臂丛。

(2)锁骨下动脉：锁骨下动脉从胸锁关节后方斜向外侧至颈根部，呈弓状经胸膜顶前方，穿斜角肌间隙，至第1肋外侧缘延续于腋动脉。以前斜角肌为标志，将其分为3段，各段的主要分支有：椎动脉由锁骨下动脉第1段上壁发出，沿前斜角肌内侧与颈长肌之间的沟内垂直向上，位于椎动脉三角内。继而穿经上位6个颈椎横突孔，经枕骨大孔入颅腔。胸廓内动脉在胸膜顶前方，正对椎动脉起始处发自锁骨下动脉的下壁，在锁骨下静脉后方和胸膜顶前方降入胸腔。甲状颈干在前斜角肌内缘处由锁骨下动脉前壁发出，分出甲状腺下动脉及颈横动脉等。肋颈干起自锁骨下动脉第1段或第2段，行向后越过胸膜顶。

(3)胸导管与右淋巴导管：胸导管在食管与左锁骨下动脉起始处之间上升，于第7颈椎高度形成胸导管弓，经颈动脉鞘后方，椎血管和颈交感干前方，转向前下，跨过左胸膜顶，注入左静脉角。胸导管弓的前方有颈动脉鞘；后方有椎动脉、椎静脉、前斜角肌、膈神经、锁骨下动脉、甲状颈干、颈交感干。胸导管在汇入静脉处有一对瓣膜，可阻止血液逆流入胸导管。右淋巴导管位于右颈根部，长1.0~1.5cm，汇入右静脉角。

(4)锁骨下静脉及其属支：锁骨下静脉自第1肋外缘由腋静脉延续而成，向内行经胸锁关节后方，与颈内静脉汇合成头臂静脉。两静脉汇合处形成静脉角。左静脉角有胸导管注入，右静脉角有右淋巴导管注入。锁骨下静脉壁与第1肋骨骨膜、锁骨下肌和前斜角肌的筋膜紧密结合，故静脉管壁经常处于扩张状态，同时可随锁骨的运动而扩大，这有利于上肢静脉血的回流；另外由于锁骨下静脉与附近筋膜结合紧密，位置较固定，管腔较大，还可作为静脉输液或长期导管输液的部位。但在静脉损伤时，管壁不易塌陷，空气易进入而形成气栓。

(5)迷走神经：左右迷走神经均经颈总动脉和颈内静脉之间下行入胸腔。右迷走神经行右锁骨下动脉第1段前面时发出右喉返神经，勾绕右锁骨下动脉下面和后方返回颈部。

(6)膈神经：位于前斜角肌前面，椎前筋

膜深面。在颈根部,膈神经被胸锁乳突肌及颈内静脉遮蔽,并有肩胛舌骨肌的中间腱、颈横动脉横过其浅面。左膈神经的前面还有胸导管弓经过;内侧有颈升动脉,在颈根部位于迷走神经的外侧和胸膜顶的前内侧。由于膈神经的前内侧与迷走神经及颈交感干相邻接,而后两者均位于椎前筋膜的浅面,这是手术时辨认膈神经的重要标志。

5. **试述气管颈部的位置、毗邻、血供及气管切开术要注意的结构。**

答 气管颈部上接环状软骨,下平胸骨颈静脉切迹移行为气管胸部。长约6.5cm,有6~8个气管环。气管颈部由疏松结缔组织围绕,故具有一定活动度,当仰头或低头时,气管可上下移动。当头转向一侧时,气管随之向同侧移动,而位于气管后方的食管,却移向对侧。施行气管切开术时,需严格保持头正中位,并后仰,使气管接近体表,以利于气管切开术的进行。气管起始部位置较浅,一般距皮肤表面1~2cm,在颈下部位置较深,在颈静脉切迹处距皮肤表面约4cm。当头后仰时,气管可上升约1.5cm,其轮廓明显且近体表,气管环、环状软骨、喉结及舌骨均易扪及。当屈颈时,环状软骨可达胸廓上口。因气管活动度较大,故气管切开时需头后仰,使下颏、喉结及颈静脉切迹三点保持在一条直线上,以使气管固定于正中矢状位上。

气管颈部前面由浅入深的层次为皮肤、浅筋膜、颈筋膜浅层、胸骨上间隙及其内的颈静脉弓、舌骨下肌群、气管前筋膜及气管前间隙。在第2~4气管环的前方还有甲状腺峡部,峡的下方有甲状腺下静脉、甲状腺奇静脉丛和可能存在的甲状腺最下动脉。

气管切开术时切开层次由浅入深依次为皮肤、浅筋膜、颈筋膜浅层、胸骨上间隙及颈静脉弓、舌骨下肌群及气管前筋膜。应注意:①保持头部位置正中,防止气管左右移位;②10%的人可能存在甲状腺最下动脉。

儿童的气管较细软,头位稍有转动,气管即不易扪及,固定头位更为重要。小儿的胸腺、左头臂静脉、主动脉弓等可高出胸廓上口,至气管颈部的前方。因此,对小儿行气管切开术时,一般不宜低于第5气管软骨环,避免损伤上述结构。气管颈部的血液供给主要来自甲状腺下动脉。静脉注入甲状腺下静脉回流至头臂静脉。

6. **试述食管颈部的毗邻和血供。**

答 食管颈部在第6颈椎处续于咽,下方于胸骨颈静脉切迹处移行为食管胸段。前方与气管紧密相邻,但食管位置稍偏左侧,故食管颈段手术入路,以经左侧为宜。与气管之间的沟内有喉返神经。后方隔椎前筋膜对向颈长肌和脊柱。外侧为颈动脉鞘及甲状腺两侧叶。后外侧与交感干相邻。食管颈段由甲状腺下动脉供给;静脉回流至甲状腺下静脉。

(刘 真)

第3章 胸 部

【学/习/要/点】

一、掌握

1. 胸壁层次结构,胸神经节段性分布规律。
2. 乳房的淋巴引流。
3. 肋间隙的肌层次及肋间隙血管、神经的走行规律。
4. 膈肌的位置、分部,膈肌的孔和裂孔及穿经的结构。
5. 胸膜隐窝和肋膈隐窝。
6. 胸膜下界、肺尖、肺下缘、心尖的体表投影。
7. 纵隔的境界和区分,纵隔内各部器官的位置。
8. 上腔静脉及其属支、主动脉弓及其分支。
9. 动脉导管三角的构成。

二、熟悉

1. 浅筋膜内的血管、淋巴管和皮神经。
2. 胸膜的分部。
3. 乳房的位置、结构、血液供应和神经分布。
4. 胸廓内血管的走行。
5. 胸肋三角、腰肋三角、胸腺三角和心包三角的组成。
6. 肺门各结构的毗邻关系。
7. 肺段支气管和支气管肺段的概念。
8. 心包穿刺的部位。
9. 心包横窦、心包斜窦和心包前下窦的位置。

【应/试/考/题】

一、选择题

【A/型/题】

1. 下列关于有关胸骨角的描述,错误的是 （　）
   A. 两侧连接第2肋软骨,是计数肋的标志
   B. 平对食管的第3个狭窄
   C. 平对气管杈
   D. 平对第4胸椎体下缘
   E. 平对主动脉弓起始处

2. 在右侧锁骨中线与第7肋间隙交点,以水平方向向深面刺入10cm,穿透皮肤、浅筋膜和肌层后,再被穿刺的结构依次是 （　）
   A. 肋胸膜、脏胸膜、肺
   B. 脏胸膜、肋胸膜、肺
   C. 肋胸膜、胸筋膜、脏胸膜、肺
   D. 肋胸膜、膈胸膜、膈
   E. 以上都不是

3. 下列关于乳房的描述,正确的是（　）
   A. 位于胸前深筋膜浅层内
   B. 含有脂肪及5~10个乳腺叶
   C. 借Cooper韧带连于皮肤和胸肌筋膜之间
   D. 乳腺小叶数目在不同的生理周期并无变化
   E. 乳房淋巴均回流至腋淋巴结尖群

4. 在胚胎发育过程中,左心房除接受直接来自肺静脉的血液外,还接受 （　）
   A. 动脉导管　　B. 右心房
   C. 静脉窦　　　D. 总主静脉
   E. 冠状窦

5. 下列关于肋膈隐窝的描述,正确的是 （　）
   A. 呈半环形,是胸膜腔的最低部分
   B. 当吸气时被肺下缘充满
   C. 由胸壁和膈围成
   D. 腔内通常不含浆液
   E. 后方最低部在第12肋稍上方

6. 下列关于肋间神经分布于皮肤的描述,正确的是 （　）
   A. 第2肋间神经相当颈静脉切迹平面
   B. 第4肋间神经相当女性乳头平面
   C. 第8肋间神经相当剑突平面
   D. 第10肋间神经相当脐平面
   E. 第12肋间神经相当耻骨联合平面

7. 主动脉裂孔通过的结构 （　）
   A. 迷走神经后干
   B. 交感干
   C. 肌膈动脉
   D. 胸导管
   E. 内脏大神经

8. 食管上三角内有 （　）
   A. 胸导管
   B. 副半奇静脉
   C. 胸主动脉
   D. 奇静脉
   E. 迷走神经

9. 下列关于迷走神经的描述,错误的是 （　）
   A. 经肺根后方下行
   B. 在上纵隔位于食管前、后方
   C. 食管前丛向下汇合成迷走神经前干
   D. 其分支与交感干的分支构成心丛
   E. 迷走神经前干经食管裂孔入腹腔

10. 下列关于胸导管的描述,错误的是 (　　)
    A. 起自乳糜池
    B. 经主动脉裂孔进入胸腔
    C. 中段自脊柱右侧向左侧斜行
    D. 上段损伤时多引起右侧乳糜胸
    E. 在胸主动脉和奇静脉之间上行

11. 医生对乳腺脓肿患者采用放射状切口引流,理由是 (　　)
    A. 避免损伤血管
    B. 保护神经
    C. 避免切断乳房悬韧带
    D. 有利于引流脓液
    E. 避免切断输乳管

12. 下列关于心包裸区的描述,不正确的是 (　　)
    A. 位于下胸膜间区
    B. 在胸骨体左半和左侧第4、5肋间隙后方
    C. 正对心包腔前下窦,为心包腔最低点
    D. 此处没有纤维心包
    E. 经此做心包穿刺不经过胸膜腔

13. 下列关于肺根的描述,正确的是 (　　)
    A. 仅由主支气管、肺动脉、肺静脉组成
    B. 各组成结构在肺根内的排列位置由上向下是肺静脉、肺动脉、主支气管
    C. 肺根全长被脏、壁胸膜转折部包绕
    D. 两侧肺根均与膈神经、心包膈血管、迷走神经和肺韧带相邻
    E. 左肺根前邻胸主动脉,右肺根前邻上腔静脉

14. 心包横窦位于 (　　)
    A. 心包腔前下部
    B. 升主动脉和肺动脉干后方
    C. 下腔静脉和心包后壁之间
    D. 上腔静脉和右肺血管之间
    E. 无上述情况

15. 参与心底构成的是 (　　)
    A. 左心房和左心室
    B. 右心房和右心室
    C. 左心房和右心房
    D. 左心室和右心室
    E. 左、右心房和左、右心室的一部分

16. 构成心右缘的是 (　　)
    A. 右心房和右心室
    B. 右心房
    C. 右心室和下腔静脉
    D. 右心房和下腔静脉
    E. 上腔静脉、右心房和右心室

17. 冠状窦注入 (　　)
    A. 右心房　　B. 左心房
    C. 右心室　　D. 下腔静脉
    E. 上腔静脉

18. 不参与支配心脏的神经是 (　　)
    A. 喉返神经分支
    B. 膈神经
    C. 迷走神经分支
    D. 颈交感神经节
    E. 上位胸交感神经干

19. 不穿过锁胸筋膜的结构是 (　　)
    A. 头静脉
    B. 贵要静脉
    C. 胸外侧神经
    D. 胸肩峰动脉
    E. 胸肩峰静脉

20. 成年女性乳房正常的位置平 (　　)
    A. 第1~4肋高度
    B. 第2~4肋高度
    C. 第3~5肋高度
    D. 第2~6肋高度
    E. 以上都不对

21. 动脉导管三角内有 （　）
    A. 左喉返神经
    B. 左迷走神经
    C. 左肺动脉
    D. 左膈神经
    E. 心深丛
22. 肺的体表投影 （　）
    A. 肺尖低于胸膜顶1cm
    B. 前界左肺在第6肋间隙转向外侧
    C. 下界在锁骨中线与第6肋相交
    D. 下界在腋中线与第9肋相交
    E. 后方下界止于第12胸椎棘突
23. 肺段切除的标志是 （　）
    A. 肺段支气管
    B. 支气管动脉
    C. 支气管静脉
    D. 段间静脉
    E. 肺段动脉
24. 肺根内结构自前向后排列是 （　）
    A. 上肺静脉、支气管、肺动脉
    B. 肺动脉、支气管、上肺静脉
    C. 上肺静脉、肺动脉、支气管
    D. 支气管、肺动脉、上肺静脉
    E. 支气管、上肺静脉、肺动脉
25. 有关肺韧带的叙述,正确的是 （　）
    A. 肺胸膜构成
    B. 肋胸膜与膈胸膜移行部构成
    C. 脏、壁胸膜在肺根下方移行部构成
    D. 肺手术切开肺韧带时,应注意保护的结构是肺上静脉
    E. 对肺不起固定作用
26. 膈的腔静脉孔的高度平 （　）
    A. 第8胸椎
    B. 第9胸椎
    C. 第10胸椎
    D. 第11胸椎
    E. 第12胸椎
27. 膈的食管裂孔的高度平 （　）
    A. 第8胸椎　　B. 第9胸椎
    C. 第10胸椎　D. 第11胸椎
    E. 第12胸椎
28. 膈的主动脉裂孔的高度平 （　）
    A. 第8胸椎　　B. 第9胸椎
    C. 第10胸椎　D. 第11胸椎
    E. 第12胸椎
29. 下列关于气管胸部毗邻的描述,错误的是 （　）
    A. 前方有头臂干和左颈总动脉
    B. 右侧有奇静脉弓
    C. 左侧有主动脉弓
    D. 后方有食管
    E. 下方有动脉韧带
30. 下列关于食管的描述,正确的是 （　）
    A. 位于上纵隔和中纵隔
    B. 穿膈的腔静脉孔
    C. 全长未被浆膜覆盖
    D. 食管仅由主动脉胸部的分支供血
    E. 下段是肝门静脉和腔静脉系的吻合区
31. 下列关于胸主动脉的描述,正确的是 （　）
    A. 在第4胸椎上缘平面续于主动脉弓
    B. 在第10胸椎水平通过膈肌主动脉裂孔而移行为腹主动脉
    C. 其前方从上向下分别有左肺根、心包、食管和膈肌
    D. 发出所有的肋间后动脉
    E. 不与纵隔胸膜相贴
32. 不属于后纵隔的结构是 （　）
    A. 迷走神经　　B. 食管
    C. 胸导管　　　D. 奇静脉
    E. 下腔静脉

33. 经过肺根后方的结构是 （　）
   A. 膈神经　　B. 心包膈血管
   C. 迷走神经　D. 喉返神经
   E. 上腔静脉

34. 肋间神经皮支的节段性分布正确的是
   （　）
   A. 第2肋间神经皮支分布于胸骨角平面皮肤
   B. 第4肋间神经皮支分布于男性乳头平面皮肤
   C. 第6肋间神经皮支分布于剑突平面皮肤
   D. 第8肋间神经皮支分布于肋弓平面皮肤
   E. 以上均正确

35. 一患者6个月来进行性吞咽困难及疼痛，近1周出现声音嘶哑，经检查确诊为食管癌。请问，其声音嘶哑是因为
   （　）
   A. 癌肿侵犯迷走神经后干
   B. 癌肿侵犯气管
   C. 癌肿扩散至喉腔
   D. 癌肿侵犯左喉返神经
   E. 癌肿侵犯迷走神经前干

36. 某患者乳腺癌根治术后出现"翼状肩"畸形，原因是损伤了 （　）
   A. 肩胛下神经
   B. 胸外侧神经
   C. 胸长神经
   D. 胸内侧神经
   E. 胸背神经

37. 某乳腺癌患者行根治术后，导致同侧臂活动受限，尤其做"背手"动作困难。检查发现，背阔肌无力且有萎缩，是因为损伤了 （　）
   A. 胸长神经

   B. 胸外侧神经
   C. 腋神经
   D. 肩胛下神经
   E. 胸背神经

38. 患者，女，20岁。因咳嗽、右胸疼痛，近1个月症状加重就诊。胸部X线检查示右下肺野密度均匀增加，有液平面，右肋膈隐窝消失。诊断为胸膜炎、胸腔积液。为进一步诊断，需进行胸腔穿刺抽取积液化验检查。下列关于胸腔穿刺的叙述，错误的是 （　）
   A. 穿刺点可选择右肩胛下角下方1～2肋间隙
   B. 穿刺点可在右腋后线第9肋上缘
   C. 穿刺针穿经背阔肌
   D. 穿刺针穿经前锯肌
   E. 穿刺针穿经肋间外肌和肋间内肌

39. 气管胸部前方的毗邻包括 （　）
   A. 头臂干
   B. 左锁骨下动脉
   C. 左迷走神经
   D. 左喉返神经
   E. 奇静脉弓

40. 乳房外侧部和中央部的淋巴回流主要注入 （　）
   A. 腋尖淋巴结
   B. 腋中央淋巴结
   C. 胸骨旁淋巴结
   D. 胸肌间淋巴结
   E. 胸肌淋巴结

41. 关于食管胸部毗邻的说法，正确的是
   （　）
   A. 后方为右膈神经
   B. 右侧为主动脉弓
   C. 左侧为右主支气管
   D. 后方为肋间后动脉和胸导管
   E. 前方为左膈神经

42. 通过膈肌主动脉裂孔的结构是（　　）
   A. 胸导管　　　B. 迷走神经
   C. 内脏大神经　D. 腰升静脉
   E. 交感干

43. 经过膈的腔静脉孔的结构是（　　）
   A. 奇静脉
   B. 半奇静脉
   C. 胸导管
   D. 右膈神经的分支
   E. 迷走神经

44. 既通过上纵隔又通过后纵隔的结构不包括（　　）
   A. 胸导管
   B. 胸交感干
   C. 内脏大神经
   D. 食管
   E. 主动脉

45. 下列关于结构行径的描述，正确的是（　　）
   A. 膈神经经过肺根前方
   B. 迷走神经经过肺根后方
   C. 奇静脉弓跨过右肺根上方
   D. 主动脉弓跨过左肺根上方
   E. 以上均正确

46. 下列关于乳房淋巴管注入淋巴结的叙述，不正确的是（　　）
   A. 乳房上部的淋巴管注入腋尖淋巴结
   B. 乳房深部的淋巴管注入胸肌间淋巴结
   C. 乳房内侧部的淋巴管注入胸骨旁淋巴结
   D. 乳房外侧部的淋巴管注入胸肌间淋巴结
   E. 乳房的淋巴一般不注入膈上淋巴结

47. 心内注射常在（　　）
   A. 左剑肋角
   B. 胸骨左缘第 4 肋间隙
   C. 胸骨右缘第 4 肋间隙
   D. 右剑肋角
   E. 左侧第 4 肋间隙锁骨中线内 1～2cm 处

48. 胸导管在后纵隔内，右侧的毗邻结构是（　　）
   A. 胸主动脉
   B. 食管
   C. 右纵隔胸膜与奇静脉
   D. 右肋间后动脉
   E. 右膈神经

49. 胸膜腔穿刺时，进针位置应选（　　）
   A. 腋中线以后，沿下一肋骨的上缘
   B. 腋中线以前，沿下一肋骨的上缘
   C. 腋中线以后，于肋间隙的中间
   D. 腋中线以前，沿上一肋骨的下缘
   E. 腋中线以后，沿上一肋骨的下缘

50. 胸膜下界在肩胛线处相交于（　　）
   A. 第 6 肋　　　B. 第 8 肋
   C. 第 10 肋　　D. 第 11 肋
   E. 第 12 肋

51. 下列关于肺根的描述，错误的是（　　）
   A. 左肺根上方有主动脉弓跨过
   B. 右肺根上方有奇静脉弓跨过
   C. 自上而下两肺均为肺动脉、支气管、上肺静脉
   D. 迷走神经行于肺根后方
   E. 膈神经行于肺根前方

52. 右肺根后方有（　　）
   A. 升主动脉
   B. 心包膈动脉
   C. 右迷走神经
   D. 右膈神经
   E. 上腔静脉

53. 右主支气管的特点是 （   ）
    A. 细长
    B. 倾斜,下缘与气管中线交角大
    C. 平第6胸椎进入右肺门
    D. 支气管镜检查时不易进入
    E. 后方有胸主动脉

54. 患儿5岁,动脉导管未闭,拟手术结扎未闭的动脉导管,术中寻找动脉导管的标志是 （   ）
    A. 心包膈血管　　B. 膈神经
    C. 主动脉弓　　　D. 迷走神经
    E. 动脉导管三角

55. 肋间后血管和肋间神经在肋沟排列顺序自上而下为 （   ）
    A. 肋间后静脉、肋间后动脉和肋间神经
    B. 肋间后动脉、肋间后静脉和肋间神经
    C. 肋间后静脉、肋间神经和肋间后动脉
    D. 肋间后动脉、肋间神经和肋间后静脉
    E. 肋间神经、肋间后静脉和肋间后动脉

56. 关于左喉返神经的叙述,正确的是 （   ）
    A. 勾绕左颈总动脉
    B. 勾绕头臂干
    C. 在动脉韧带左侧由迷走神经发出
    D. 勾绕左肺根
    E. 勾绕左锁骨下动脉

【B型题】

(57～59题共用备选答案)
    A. 胸骨角　　　　B. 胸骨下角
    C. 剑肋角　　　　D. 肋角
    E. 胸腺三角

57. 平对第2肋软骨的是 （   ）
58. 内有剑突的是 （   ）
59. 胸膜反折形成的是 （   ）

(60～62题共用备选答案)
    A. 胸腺　　　　　B. 气管
    C. 胸导管　　　　D. 迷走神经
    E. 喉返神经

60. 成人已退化的器官 （   ）
61. 在第4胸椎平面分权的是 （   ）
62. 在第5胸椎平面改变行程的是（   ）

【X型题】

63. 下列关于肺根的描述,正确的是 （   ）
    A. 前方有膈神经和心包膈血管
    B. 左肺根上方有主动脉弓跨过
    C. 右肺根下方有奇静脉弓跨过
    D. 其下方有脏胸膜、壁胸膜返折形成的肺韧带,是手术中寻找肺根的标志
    E. 其内结构主要有肺静脉、肺动脉、支气管等

64. 吸入的异物趋向局限于右下叶支气管,这是因为 （   ）
    A. 右主支气管的管径比左主气管粗
    B. 左主支气管比右主气管更为水平
    C. 右下叶支气管发出的角度比中叶支气管小,几乎是主支气管和气管的延续
    D. 右肺没有中叶
    E. 右主支气管气管隆嵴偏左

65. 位于后纵隔的结构包括 （　　）
    A. 气管
    B. 内脏大神经
    C. 半奇静脉
    D. 膈神经
    E. 胸导管

66. 不属于上纵隔中层的结构是 （　　）
    A. 气管   B. 膈神经
    C. 迷走神经   D. 内脏大神经
    E. 心

67. 不属于上纵隔后层的结构是 （　　）
    A. 气管   B. 左喉返神经
    C. 迷走神经   D. 膈神经
    E. 内脏大神经

68. 关于肺根位置的描述,正确的是 （　　）
    A. 前方平对第2~4肋间隙前端
    B. 后方平第4~6胸椎棘突高度
    C. 在冠状面上位于后正中线与肩胛骨内侧缘连线的中点
    D. 右肺根在第6胸椎高度入右肺门
    E. 左肺根在第5胸椎高度入左肺门

69. 下列关于动脉导管三角的描述,正确的是 （　　）
    A. 前界为左膈神经
    B. 下界为左肺动脉
    C. 后界为左迷走神经
    D. 三角内有动脉韧带、左喉返神经、心浅丛
    E. 此三角是手术中寻找动脉导管的标志

70. 下列关于食管后间隙的描述,正确的是 （　　）
    A. 位于后纵隔内
    B. 食管与胸内筋膜之间
    C. 向上与咽后间隙相通
    D. 向下可与腹膜后隙相通
    E. 内含奇静脉、副半奇静脉、胸导管

71. 下列关于食管胸部的描述,正确的是 （　　）
    A. 位于上纵隔后部和后纵隔内
    B. 向下与迷走神经前后干共同穿食管裂孔
    C. 与胸主动脉有交叉关系
    D. 上部位于胸主动脉右侧
    E. 下部位于胸主动脉左侧

72. 下列关于心包横窦的描述,正确的是 （　　）
    A. 位于升主动脉、肺动脉和上腔静脉、左心房前壁之间
    B. 位于升主动脉、肺动脉和上腔静脉、左心房后壁之间
    C. 位于主动脉弓、肺动脉和左心房前壁之间
    D. 大小可容纳一指
    E. 心血管手术时阻断血流的部位

73. 下列关于胸膜前界的描述,正确的是 （　　）
    A. 两侧前界都经胸锁关节后面
    B. 至第2胸肋关节高度两侧靠拢
    C. 右侧至第6肋软骨中点移行为下界
    D. 上段彼此分开形成胸腺区
    E. 两侧胸膜前界有时可以重叠

74. 后纵隔包含的结构是 （　　）
    A. 食管
    B. 迷走神经
    C. 支气管纵隔干
    D. 胸导管
    E. 纵隔后淋巴结

75. 下列关于奇静脉的描述,正确的是 （　　）
    A. 起自右腰升静脉
    B. 起自左腰升静脉
    C. 在食管后方上行

D. 至第8胸椎高度弓形向前跨右肺根注入上腔静脉

E. 是沟通上、下腔静脉系的重要途径之一

76. 下列关于气管胸部的描述,正确的是　　　　　　　　　　　　　　(　　)

　A. 上端平颈静脉切迹与颈部相连

　B. 下端平胸骨角分为左、右主支气管

　C. 气管隆嵴是支气管镜检查时辨认左、右主支气管起点的标志

　D. 左颈总动脉、左头臂静脉位于其前方

　E. 其右前方有右头臂静脉和上腔静脉

77. 临床上将食管分为上、中、下段,常用的标志为　　(　　)

　A. 主动脉弓上缘

　B. 肺动脉

　C. 支气管杈下缘

　D. 左主支气管

　E. 左肺下静脉下缘

78. 上纵隔中层的结构有　　(　　)

　A. 上腔静脉

　B. 头臂静脉

　C. 主动脉弓及其分支

　D. 膈神经

　E. 迷走神经

79. 食管上三角的边界包括　　(　　)

　A. 左锁骨下动脉

　B. 左颈总动脉

　C. 脊柱

　D. 主动脉弓

　E. 左肺动脉

80. 食管左侧毗邻结构有　　(　　)

　A. 奇静脉

　B. 胸主动脉

　C. 主动脉弓

D. 左心房

E. 左主支气管

81. 下列关于纵隔内结构的描述,正确的是　　(　　)

　A. 头臂静脉、上腔静脉位于上纵隔前层

　B. 主动脉弓及其分支位于上纵隔中层

　C. 气管位于上纵隔后层

　D. 奇静脉位于后纵隔

　E. 心包位于前纵隔

82. 属于上纵隔的器官和结构是　　(　　)

　A. 胸腺

　B. 头臂静脉和上腔静脉

　C. 主动脉弓及其分支

　D. 膈神经和迷走神经

　E. 奇静脉及半奇静脉

83. 下列关于结构的描述,正确的是(　　)

　A. 胸主动脉参与围成食管下三角

　B. 左锁骨下动脉参与围成食管上三角

　C. 左肺动脉参与围成动脉导管三角

　D. 头臂干参与围成动脉导管三角

　E. 左膈神经参与围成动脉导管三角

84. 胸膜腔手术切开的层次包括　　(　　)

　A. 皮肤、浅筋膜

　B. 深筋膜、胸廓外层肌

　C. 胸廓及肋间肌

　D. 胸内筋膜

　E. 壁胸膜

85. 胸主动脉前方毗邻　　(　　)

　A. 左肺根　　B. 胸导管

　C. 气管　　　D. 食管

　E. 心包

86. 右肺根前方有　　(　　)

　A. 迷走神经　B. 上腔静脉

　C. 奇静脉　　D. 右心房

　E. 膈神经

87. 与上腔静脉毗邻的是　　　　（　）
    A. 肺和胸膜
    B. 气管和迷走神经
    C. 右膈神经和心包膈血管
    D. 食管和迷走神经
    E. 主动脉弓

88. 在上纵隔内,胸导管右侧的毗邻结构是　　　　　　　　（　）
    A. 右纵隔胸膜
    B. 食管
    C. 右喉返神经
    D. 左喉返神经
    E. 右膈神经

89. 主动脉弓后方的毗邻结构是　（　）
    A. 肺和迷走神经
    B. 食管
    C. 左喉返神经
    D. 心深丛
    E. 右肺动脉

90. 关于上腔静脉的描述,正确的是（　）
    A. 穿心包前有奇静脉注入
    B. 前方有胸膜和肺
    C. 后方有气管和迷走神经
    D. 左侧有升主动脉和主动脉弓
    E. 右侧有右膈神经和心包膈血管

91. 主动脉弓的下方有　　　　（　）
    A. 膈神经　　　B. 肺动脉
    C. 动脉韧带　　D. 喉返神经
    E. 左主支气管

92. 气管前方有　　　　　　　（　）
    A. 奇静脉　　　B. 右肺动脉
    C. 头臂干　　　D. 上腔静脉
    E. 主动脉弓

93. 心包后方有　　　　　　　（　）
    A. 气管　　　　B. 食管
    C. 交感干　　　D. 奇静脉
    E. 胸主动脉

94. 食管的前方有　　　　　　（　）
    A. 半奇静脉　　B. 气管杈
    C. 胸主动脉　　D. 心包
    E. 胸导管

二、名词解释

1. 胸骨角
2. 乳房悬韧带
3. 肺韧带
4. 肋膈隐窝
5. 纵隔
6. 动脉导管三角
7. 食管后隐窝
8. 食管后间隙
9. 心包区
10. 胸腺三角

三、填空题

1. 动脉导管三角的前界为＿＿＿＿,后界为＿＿＿＿,下界为＿＿＿＿,三角内含有＿＿＿＿、＿＿＿＿和＿＿＿＿。该三角是手术时寻找＿＿＿＿的标志。

2. 肺门的位置、肺根的位置毗邻及组成肺根各主要结构的相互位置关系均有一定规律。右肺根后上方有＿＿＿＿,前方有＿＿＿＿、＿＿＿＿、＿＿＿＿。左肺根上方毗邻的结构有＿＿＿＿,后方有＿＿＿＿。两肺根的前方有＿＿＿＿、＿＿＿＿,后方有＿＿＿＿,下方有＿＿＿＿。自上而下肺根内结构排列不同,左肺根为＿＿＿＿、＿＿＿＿、＿＿＿＿,右肺根为＿＿＿＿、＿＿＿＿、＿＿＿＿。

3. 肺由＿＿＿＿、＿＿＿＿和＿＿＿＿为主要结构构成,支气管在肺内不断分支直至_____,肺血管与支气管血管在肺内与支气管的分支相应也不断分支,直至附着于肺泡壁的毛细血管网,组成肺进行气体交换的结构基础。肺是由管道系统和结缔组织等共同构成的,富有弹性,其较强的_____是肺呼气时的原动力。

4. 肺根内由前向后排列的结构为_____、_____、_____。

5. 根据壁胸膜配布部位不同,可分为4部分,即_____、_____、_____、_____。肋膈隐窝位于_____与_____之间的转折处。

6. 肋间神经皮支的节段性分布,有助于确定_____和诊断_____损伤节段。

7. 两侧胸膜前界反折时形成上、下两个三角形无胸膜区,分别为_____和_____。

8. 乳房后间隙位于乳房与_____之间。乳腺癌时易侵犯_____,乳房可被固定在_____上。

9. 食管胸部的毗邻,前方自上而下有_____、_____、_____。右侧毗邻结构为_____;左侧毗邻结构为_____、_____、_____、_____;后方的毗邻为_____、_____、_____。

10. 食管左侧只在_____处与左纵隔胸膜相贴,右侧除_____处外全部与纵隔胸膜相贴。

11. 锁胸筋膜位于_____、_____和_____之间,由深筋膜形成。穿过此筋膜的结构有淋巴管、_____、_____和_____。

手术切开锁胸筋膜时,应注意保护_____和_____,以免造成_____、_____瘫痪。

12. 通过膈肌食管裂孔的结构有食管、_____、_____和淋巴管。

13. 通过膈肌胸肋三角的结构有淋巴管、_____血管。通过膈肌主动脉裂孔的结构有_____、_____。

14. 头臂静脉由_____和_____合成,左、右头臂静脉在右侧第1胸肋结合处后方汇合成_____,向下注入_____。

15. 心包横窦的前界为_____、_____,后界为_____、_____,心血管手术时是阻断血流的部位。

16. 心包斜窦位于左肺上、下静脉,右肺上、下静脉,_____后壁及_____后壁和_____静脉之间的间隙,此窦往往是心包积液之处。

17. 心尖的体表投影位于_____。

18. 心脏包括4个心腔,位置最靠左的心腔为_____,最靠右侧者为_____,最靠前者为_____,最靠后者为_____。

19. 下列结构平面的皮肤由第几肋间神经支配?胸骨角平面_____,乳头平面_____,剑突平面_____,肋弓平面_____。

20. 胸主动脉的毗邻,前方有_____、_____、_____,后方有_____、_____,左侧有_____,右侧有_____、_____。

四、简答题

1. 简述乳房的淋巴引流方向及其临床意义。
2. 简述胸膜腔穿刺的部位和层次。
3. 简述气管胸部的毗邻。
4. 简述纵隔侧面观的结构。
5. 简述心包窦的位置和临床意义。
6. 简述心包穿刺和心内注射的部位和层次。
7. 简述食管的血管、神经和淋巴引流。

【参／考／答／案】

一、选择题

【A 型题】

1. B	2. D	3. C	4. B	5. A
6. D	7. D	8. A	9. B	10. D
11. E	12. D	13. D	14. B	15. C
16. B	17. A	18. A	19. B	20. D
21. A	22. C	23. D	24. C	25. C
26. A	27. C	28. E	29. E	30. E
31. C	32. E	33. C	34. E	35. D
36. C	37. E	38. D	39. A	40. E
41. D	42. A	43. D	44. C	45. E
46. E	47. B	48. C	49. A	50. D
51. C	52. C	53. C	54. E	55. A
56. C				

【B 型题】

57. A	58. B	59. E	60. A	61. B
62. C				

【X 型题】

63. ABDE	64. ABCE	65. BCE
66. ADE	67. CDE	68. AB
69. ABCDE	70. ABCDE	71. ABCD
72. ADE	73. ABDE	74. ABDE
75. ACE	76. ABCDE	77. AE
78. CDE	79. ACD	80. BC
81. ABCD	82. ABCD	83. ABCE
84. ABCDE	85. ADE	86. BDE
87. ABCE	88. BCD	89. BCD
90. BCDE	91. BCDE	92. CE
93. BDE	94. BD	

12. D【解析】两侧胸膜前界在第2~4胸肋关节高度靠近,上段和下段分开,形成两个无胸膜的三角区,下区称心包裸区,内有心和心包。

13. D【解析】肺根内的结构应还有神经、淋巴管等;肺根内结构的排列关系左右肺不同;肺根下方有脏胸膜形成的肺韧带。

30. E【解析】食管位于上纵隔和后纵隔,穿膈的食管裂孔,全长被浆膜覆盖,由肋间后动脉、支气管动脉和胸主动脉供血。

49. A【解析】胸膜腔穿刺时,应在肩胛线或腋后线第7、8肋间隙,下一肋的上缘偏中部进针。

68. AB【解析】肺根前方平对第2~4肋间隙前端,后方平第4~6胸椎棘突高度。

75. ACE【解析】奇静脉起自右腰升静脉,至第4胸椎高度向前勾绕右肺根注入上腔静脉。

二、名词解释

1. **胸骨角:**由胸骨柄和胸骨体连接而成,微突向前，两侧连接第2肋软骨，是计数肋和肋间隙的标志。胸骨角平主动脉弓和升、降主动脉的分界处、气管权、左主支气管与食管交叉处和第4胸椎体下缘。

2. 乳房悬韧带：乳房结缔组织中有许多纤维束，两端分别附着于皮肤和胸肌筋膜，称乳房悬韧带(Cooper 韧带)。

3. 肺韧带：脏胸膜和壁胸膜在肺根下方相互移行的双层胸膜构成肺韧带。肺韧带连于肺与纵隔之间，呈额状位，有固定肺的作用。

4. 肋膈隐窝：肋胸膜与膈胸膜转折形成半环形的肋膈隐窝，该隐窝在平静呼吸时的深度约为5cm，是胸膜腔的最低部位，胸膜腔积液首先积聚于此。

5. 纵隔：是左、右纵隔胸膜之间的器官、结构等的总称。纵隔的前界为胸骨，后界为脊柱，两侧为纵隔胸膜，上为胸廓上口，下为膈。纵隔可分为上、下纵隔，下纵隔又可分为前、中、后纵隔。

6. 动脉导管三角：由左膈神经、左迷走神经和左肺动脉围成，内有动脉韧带、左喉返神经和心浅丛等。动脉导管三角是手术中寻找动脉导管的标志。

7. 食管后隐窝：右侧纵隔胸膜在肺根以下突入食管与奇静脉和胸导管之间，形成食管后隐窝，故经胸做食管下段手术时可能破入右侧胸膜腔，导致气胸。

8. 食管后间隙：位于上纵隔后部和后纵隔，食管与脊柱胸段之间的疏松结缔组织，内有奇静脉、副半奇静脉和胸导管。该间隙向上与咽后间隙相通，向下可通过膈肌的潜在裂隙与腹膜后间隙相通。

9. 心包区：两侧胸膜前界在第2~4胸肋关节高度靠拢，上、下彼此分开，形成两个三角形无胸膜覆盖区，下区称心包区，内有心包和心。

10. 胸腺三角：两侧胸膜前界在第2~4胸肋关节高度靠近，上端分开形成一个无胸膜的三角区，称胸腺三角，内有胸腺。

三、填空题

1. 左膈神经　左迷走神经　左肺动脉　动脉韧带　左喉返神经　心浅丛　动脉导管

2. 奇静脉弓　上腔静脉　部分心包　右心房　主动脉弓　胸主动脉　膈神经　心包膈血管　迷走神经　肺韧带　左肺动脉　左主支气管　左肺静脉　右肺上叶支气管　右肺动脉　中间支气管　右下肺静脉

3. 支气管　肺血管　支气管血管　肺泡回缩力

4. 肺静脉　肺动脉　支气管

5. 肋胸膜　膈胸膜　纵隔胸膜　胸膜顶　肋胸膜　膈胸膜

6. 麻醉平面　脊髓

7. 胸腺区　心包区

8. 胸肌筋膜　乳房悬韧带　胸大肌

9. 气管　气管权　左主支气管　左喉返神经　心包与左心房　膈肌　奇静脉弓　主动脉弓　胸主动脉　胸导管上段　左颈总动脉　左锁骨下动脉　迷走神经的食管后丛　奇静脉　胸导管　胸主动脉　右肋间后动脉

10. 食管上、下三角　奇静脉弓

11. 胸小肌　喙突　锁骨下肌　胸外侧神经　胸肩峰动脉　头静脉　胸外侧神经　头静脉　胸大肌　胸小肌

12. 迷走神经　胃左血管

13. 腹壁上　胸导管　主动脉

14. 颈内静脉　锁骨下静脉　上腔静脉　右心房

15. 升主动脉　肺动脉干　上腔静脉　左心房
16. 左心房　心包　下腔
17. 左侧第5肋间隙锁骨中线内侧1~2cm处
18. 左心室　右心房　右心室　左心房
19. 2　4　6　8
20. 左肺根　心包　食管　半奇静脉　副半奇静脉　左纵隔胸膜　奇静脉　胸导管

四、简答题

1.简述乳房的淋巴引流方向及其临床意义。

答　乳房的淋巴引流方向：①乳房外侧部和中央部的淋巴管注入胸肌淋巴结；②上部的淋巴管注入尖淋巴结和锁骨上淋巴结；③内侧部的一部分淋巴管注入胸骨旁淋巴结，另一部分淋巴管与对侧乳房淋巴管吻合；④深部的淋巴管注入尖淋巴结或胸肌间淋巴结；⑤内下部的淋巴管通过腹壁和膈下的淋巴管与肝的淋巴管交通。乳腺癌发生淋巴转移时，可侵犯腋淋巴结和胸骨旁淋巴结。如果淋巴回流受阻，肿瘤细胞可转移至对侧乳房和肝。

2.简述胸膜腔穿刺的部位和层次。

答　胸膜腔穿刺的部位和层次：根据肋间血管神经的行程，常在肩胛线或腋后线第7、8肋间隙中部穿刺，穿经层次为皮肤、浅筋膜、深筋膜、胸廓外肌层、肋间肌、胸内筋膜和壁胸膜，进入胸膜腔。

3.简述气管胸部的毗邻。

答　气管胸部位于上纵隔中央，在胸骨角平面分为左、右主支气管，分权处称气管权，其内面有一向上凸的半月形纵嵴，称气管隆嵴，是支气管镜检查时辨认左、右支气管起点的重要标志。气管胸部前方有胸骨柄、胸腺、左头臂静脉、主动脉弓、头臂干、左颈总动脉和心深丛；后方有食管；左后方有左喉返神经；左侧尚有左迷走神经和左锁骨下动脉；右侧覆盖右纵隔胸膜，有奇静脉弓和右迷走神经；右前方有右头臂静脉和上腔静脉。

4.简述纵隔侧面观的结构。

答　纵隔侧面观的结构：

(1)左侧面观：中部有左肺根，肺根前下有心包隆凸。左膈神经和心包膈血管经肺根前方。肺根后方有左迷走神经、胸主动脉、交感干及内脏大神经，上方有主动脉弓及左颈总动脉和左锁骨下动脉。左锁骨下动脉、脊柱和主动脉弓围成食管上三角，内有胸导管和食管胸部上段。心包、胸主动脉和膈围成食管下三角，内有食管胸部下段。

(2)右侧面观：中部有右肺根。肺根前下有心包隆凸。膈神经和心包膈血管经肺根居前方，肺根后方有右迷走神经、食管、奇静脉、交感干及内脏大神经，上方有右头臂静脉、奇静脉弓、上腔静脉、气管和食管，下方有下腔静脉。

5.简述心包窦的位置和临床意义。

答　心包窦的位置和临床意义：浆膜心包的壁、脏层返折处的间隙称心包窦。位于升主动脉、肺动脉和上腔静脉、左心房前壁之间的间隙称心包横窦，可通过一指。心和大血管手术时，可在心包横窦处钳夹升主动脉和肺动脉，以暂时阻断血流。位于左肺静脉、右肺静脉、下腔静脉、左心房后壁和心包后壁之间的间隙称心包斜窦。位于心包前壁与下壁返折处的间隙称心包前下窦,深 1~2cm,是心包腔的最低部位,心包积液首先积聚于此。

6. 简述心包穿刺和心内注射的部位和层次。

答 心包穿刺的部位和层次:一般在左侧第 5 肋间隙心浊音界内侧 1~2cm 处或左剑肋角进针,以免损伤胸膜。在左侧第 5 肋间隙,穿经皮肤、浅筋膜、深筋膜、胸大肌、肋间肌、胸内筋膜、纤维心包和浆膜心包的壁层,进入心包腔。在左剑肋角,穿经皮肤、浅筋膜、腹直肌鞘、腹直肌、膈和心包。

心内注射的部位:临床上常在胸骨左缘第 4 肋间隙作心内注射,以免损伤胸膜和肺。穿刺层次:皮肤、浅筋膜、深筋膜、胸大肌、肋间肌、胸内筋膜、心包、心包腔和右心室壁,将药物注入右心室腔。

7. 简述食管的血管、神经和淋巴引流。

答 食管胸上段的动脉来自肋间后动脉和支气管动脉,胸下段的动脉来自胸主动脉发出的食管动脉。食管静脉注入奇静脉、半奇静脉和副半奇静脉。食管胸部的神经来自喉返神经、迷走神经和交感干,喉返神经支配食管的骨骼肌,交感神经和副交感神经支配平滑肌,感觉神经分布于黏膜。食管胸上段的淋巴管注入气管支气管淋巴结,胸下段的淋巴管注入纵隔后淋巴结和胃左淋巴结。食管的部分淋巴管不经淋巴结,直接注入胸导管。

(张露青)

第4章 腹 部

【学/习/要/点】

一、掌握

1. 腹部的分区。
2. 腹前外侧壁各部的层次结构。
3. 腹直肌鞘的构成特点。
4. 腹股沟管的位置、构成和内容。
5. 腹股沟三角的位置、构成及其内腹壁层次。
6. 胃的血管。
7. 十二指肠悬肌。
8. 肝的位置、毗邻与体表投影。
9. 肝门、肝蒂和肝的分叶。
10. 肝外胆道的组成及胆囊三角。
11. 胰的位置与毗邻。
12. 脾的位置与毗邻。
13. 空肠、回肠的位置。
14. 阑尾的位置与体表投影。
15. 结肠的分部、位置。
16. 肾的位置和毗邻。
17. 肾门、肾窦和肾蒂。
18. 下腔静脉的属支及收集范围。
19. 乳糜池的位置及回流淋巴干。

二、熟悉

1. 腹部体表标志，腹膜与腹腔脏器的关系。
2. 腹前外侧壁肌形成的特殊结构。
3. 腹白线和脐环的概念。

4. 食管腹部的位置、形态和毗邻。
5. 网膜与胃的韧带。
6. 十二指肠的位置、分部与毗邻。
7. 肝的韧带和膈下间隙。
8. 胆总管的分段。
9. 胰管与副胰管的位置和开口。
10. 脾的韧带和血管。
11. 胃、肝、胰的淋巴引流。
12. 肠系膜和肠系膜窦。
13. 盲肠的位置与毗邻。
14. 腹膜后隙的位置、内容及其临床意义。
15. 肾的血管与被膜。
16. 输尿管腹部的行程和毗邻。
17. 肾上腺的位置和毗邻。
18. 腹主动脉的行程和毗邻。
19. 下腔静脉的行程和毗邻。
20. 腰交感干的位置、构成和毗邻。

【应/试/考/题】

一、选择题

【A/型/题】

1. 下列属于脐区的器官是　（　　）
   A. 十二指肠上部
   B. 十二指肠空肠曲
   C. 全部空、回肠
   D. 肾
   E. 全部左、右输尿管
2. 半月线是　（　　）
   A. 腹直肌鞘内侧缘形成的弧形线
   B. 腹直肌鞘外侧缘形成的弧形线
   C. 腱划形成的弧形线
   D. 腹白线形成的弧形线
   E. 腹直肌鞘后层的弓状下缘

3. 不属于腹膜间位器官的是　（　　）
   A. 子宫　　　　　B. 肝
   C. 降结肠　　　　D. 盲肠
   E. 胆囊
4. 属于腹膜内位器官的是　（　　）
   A. 胰　　　　　　B. 肾
   C. 输尿管　　　　D. 脾
   E. 十二指肠降部和水平部
5. 女性腹膜腔在坐位或直立时的最低部位是　（　　）
   A. 肝肾陷窝
   B. 网膜囊
   C. 直肠子宫陷凹
   D. 直肠膀胱陷凹
   E. 十二指肠空肠隐窝

6. 对胃溃疡急性穿孔患者,手术后为减缓腹膜对有害物质的吸收,其应取的体位是（   ）
   A. 仰卧位　　　　B. 俯卧位
   C. 半卧位　　　　D. 左侧卧位
   E. 右侧卧位

7. 从阴道后穹向后上方穿刺,可进入（   ）
   A. 直肠子宫陷凹
   B. 子宫腔
   C. 膀胱腔
   D. 直肠腔
   E. 膀胱子宫陷凹

8. 胆囊底的体表投影位于（   ）
   A. 肝前缘胆囊切迹处
   B. 右锁骨中线与第7肋交界处
   C. 右侧肋弓中点
   D. 右侧腹直肌外缘与右肋弓相交处
   E. 白线与右肋弓相交处

9. 根据腹膜的特性,在临床护理工作中,应指导患急性腹膜炎住院治疗的患者休息时采取的体位为（   ）
   A. 平卧位　　　　B. 俯卧位
   C. 侧卧位　　　　D. 坐位
   E. 半卧位

10. 不是腹膜形成的韧带是（   ）
    A. 肝十二指肠韧带
    B. 肝圆韧带
    C. 镰状韧带
    D. 冠状韧带
    E. 左、右三角韧带

11. Camper筋膜是指（   ）
    A. 腹壁脐以上浅筋膜的浅层
    B. 腹壁脐以下浅筋膜的脂肪层
    C. 腹壁浅筋膜的膜样层
    D. 腹前壁下部的深筋膜
    E. 腹壁全部筋膜的总称

12. 下列关于Scarpa筋膜的描述,错误的是（   ）
    A. 是脐平面以下浅筋膜的深层,即膜性层
    B. 内侧向下与会阴浅筋膜即Colles筋膜相延续
    C. 左右两侧的Scarpa筋膜相延续
    D. 在男性则与阴囊肉膜、阴茎浅筋膜相移行
    E. 当男性尿道球部破裂时,尿溢出可至阴囊、阴茎、腹前壁

13. 参与腹股沟管前壁组成的结构有（   ）
    A. 腹外斜肌腱膜和外侧的腹横筋膜
    B. 腹外斜肌腱膜和外侧的腹横肌
    C. 腹外斜肌腱膜和内侧的联合腱
    D. 腹外斜肌腱膜和外侧的腹内斜肌
    E. 腹外斜肌腱膜和腹股沟韧带

14. 某10岁小儿,1年前发现右腹股沟区出现肿块,后肿块移至阴囊内,肿块站立时出现,平卧时消失,就诊后诊断为腹股沟斜疝,行疝修补术。术中回纳疝内容物后,剥离疝囊直至腹股沟管腹环处。试问与腹环相对的腹膜结构是（   ）
    A. 腹股沟内侧窝
    B. 脐内侧襞
    C. 腹股沟外侧窝
    D. 脐外侧襞
    E. 膀胱上窝

15. 某4岁男童,家长偶然发现其右腹股沟有一指腹大小的结节状包块。经检查其右侧阴囊空虚。首先考虑（   ）
    A. 先天性腹股沟斜疝
    B. 皮下结节
    C. 腹股沟直疝
    D. 脂肪瘤
    E. 隐睾征

16. 腹股沟三角的内侧界为 （ ）
   A. 腹直肌内侧缘
   B. 腹直肌外侧缘
   C. 白线
   D. 腹壁下动脉
   E. 脐动脉索

17. 对腹股沟斜疝的描述，正确的是
   （ ）
   A. 通常不伸入阴囊内
   B. 在腹壁下动脉内侧通过腹股沟管深环
   C. 穿耻骨结节外下方形成肿块
   D. 穿深环后形成的疝囊在精索被膜之间
   E. 穿过腹横筋膜

18. 腹壁下动脉的体表投影位于 （ ）
   A. 髂前上棘与脐的连线
   B. 腹股沟韧带中点稍内侧与腹直肌外缘相平行的线
   C. 腹股沟韧带中点稍外侧与脐的连线
   D. 腹股沟韧带中点稍内侧与脐的连线
   E. 左右髂前上棘连线的中点稍内侧与脐的连线

19. 根据腹部皮神经分布的节段性规律，脐平面对应的是 （ ）
   A. 髂腹下神经
   B. 髂腹股沟神经
   C. 第10肋间神经
   D. 第11肋间神经
   E. 肋下神经

20. 形成腹股沟管腹环的结构有 （ ）
   A. 腹外斜肌腱膜
   B. 腹横筋膜
   C. 腹膜外组织
   D. 腹膜壁层
   E. 腹股沟镰（联合腱）

21. 关于腹股沟管浅环的描述，正确的是
   （ ）
   A. 由腹内斜肌腱膜形成的三角形裂隙
   B. 位于耻骨结节外上方
   C. 其上缘称外侧脚
   D. 内侧脚附于耻骨结节
   E. 大小可容纳二指尖

22. 腹股沟管内位于精索外侧的神经是
   （ ）
   A. 肋下神经
   B. 髂腹下神经
   C. 髂腹股沟神经
   D. 生殖股神经的生殖支
   E. 生殖股神经的股支

23. 下列关于腹股沟管位置的描述，正确的是 （ ）
   A. 位于腹股沟三角内
   B. 腹股沟韧带外1/3上方
   C. 腹股沟韧带内侧1/3上方
   D. 腹股沟韧带外侧2/3上方
   E. 腹股沟韧带内侧半上方

24. 腹股沟直疝突出的部位包括 （ ）
   A. 腹股沟管深环
   B. 腹壁下动脉内侧
   C. 腹壁下动脉外侧
   D. 腹白线
   E. 脐环

25. 腹前壁脐平面以下的皮肤和外阴部的淋巴注入 （ ）
   A. 髂外淋巴结
   B. 髂总淋巴结
   C. 腹股沟浅淋巴结
   D. 腹股沟深淋巴结
   E. 髂内淋巴结

26. 腹前壁脐以上浅淋巴管主要汇入（ ）
   A. 腋淋巴结
   B. 胸骨旁淋巴结
   C. 膈上淋巴结

D. 纵隔前淋巴结

E. 腰淋巴结

27. 腹前外侧壁 McBurney 切口（阑尾切口），由浅至深的层次是　　（　　）

　　A. 皮肤→浅筋膜→腹直肌鞘前层→腹直肌→腹直肌鞘后层→腹横筋膜→壁腹膜

　　B. 皮肤→浅筋膜→腹外斜肌→腹内斜肌→腹横肌→腹横筋膜→壁腹膜

　　C. 皮肤→浅筋膜→腹外斜肌腱膜→腹内斜肌→腹横肌→腹横筋膜→腹膜外组织→壁腹膜

　　D. 皮肤→浅筋膜→腹外斜肌腱膜→腹内斜肌→腹横筋膜→腹膜外组织→壁腹膜

　　E. 皮肤→浅筋膜→腹外斜肌→腹内斜肌腱膜→腹横肌→腹横筋膜→壁腹膜

28. 腹前外侧壁的浅静脉不包括　（　　）

　　A. 胸腹壁静脉

　　B. 腹壁浅静脉

　　C. 脐周静脉网

　　D. 旋髂浅静脉

　　E. 附脐静脉

29. 腹前外侧壁脐以下的神经分布正确的是　　　　　　　　　　（　　）

　　A. 第 7～10 胸神经

　　B. 第 6、7、10～12 胸神经

　　C. 第 8～11 神经

　　D. 第 10～12 胸神经、髂腹下神经

　　E. 第 9～12 胸神经、髂腹股沟神经

30. 构成腹股沟管后壁的结构为　（　　）

　　A. 腹内斜肌和腹横肌

　　B. 腹横筋膜和联合腱（腹股沟镰）

　　C. 腹直肌后鞘

　　D. 腹外斜肌腱膜和腹内斜肌

　　E. 腹横肌和腹横筋膜

31. 构成腹股沟管下壁的结构是　　（　　）

　　A. 腹外斜肌

　　B. 腹内斜肌

　　C. 腹横肌和陷窝韧带

　　D. 腹股沟韧带

　　E. 腹股沟韧带和陷窝韧带

32. 构成腹股沟镰（联合腱）的结构是（　　）

　　A. 腹外斜肌腱膜

　　B. 腹内斜肌腱膜

　　C. 腹横肌腱膜

　　D. 腹股沟韧带

　　E. 腹内斜肌腱膜和腹横肌腱膜

33. 下列关于腹股沟内侧窝的描述，正确的是　　　　　　　　　　（　　）

　　A. 位于腹股沟韧带内侧端下方

　　B. 在脐正中襞与脐内侧襞之间

　　C. 对着股环

　　D. 正对腹股沟三角（Hesselbach 三角）

　　E. 疝囊由此突出形成腹股沟斜疝

34. 下列关于腹股沟外侧窝的描述，正确的是　　　　　　　　　　（　　）

　　A. 位于腹股沟韧带下方

　　B. 位于腹股沟三角（Hesselbach 三角）

　　C. 在脐内侧襞和脐外侧襞之间

　　D. 正对腹股沟管浅环（皮下环）

　　E. 正对腹股沟管深环

35. 临床上拟行腹腔穿刺，穿刺点选择在腹股沟韧带中、内 1/3 交界点与脐连线的外上方，主要是为避免损伤（　　）

　　A. 胸腹壁静脉

　　B. 腹壁浅血管

　　C. 腹壁下血管

　　D. 旋髂浅血管

　　E. 脐周静脉网

36. 女性腹股沟管内经过的结构有（　　）

　　A. 子宫主韧带

　　B. 子宫圆韧带

C. 髂腹下神经

D. 股神经

E. 股外侧皮神经

37. 脐下 6cm 处,直接与腹直肌鞘后层紧贴的结构为 （ ）

A. 腹横肌腱膜

B. 腹内斜肌和腹横肌

C. 腹直肌后层

D. 腹横筋膜

E. 腹膜壁层

38. 脐正中襞内含有 （ ）

A. 脐尿管索

B. 脐动脉索

C. 腹壁下动脉

D. 附脐静脉

E. 肝圆韧带

39. 下列结构不经过男性腹股沟管的是 （ ）

A. 精索

B. 睾丸动脉

C. 髂腹沟神经

D. 髂腹下神经

E. 提睾肌

40. 患者,男,35 岁。主诉左腹股沟部不时出现一肿物,诊断为左侧腹股沟斜疝。在手术时要加强腹股沟管后壁,术中应如何操作才能达到目的 （ ）

A. 将腹内斜肌缝于腹股沟韧带上

B. 将腹股沟镰缝于腹股沟韧带上

C. 将腹内斜肌缝于腹横肌上

D. 将腹横筋膜缝于腹内斜肌上

E. 将腹外斜肌缝于腹股沟韧带上

41. 中年男性发现在右腹股沟处有一包块,站立时明显有下坠感;平卧时用手按摩能消失。初步考虑为腹股沟疝。腹股沟斜疝的解剖特点主要是（ ）

A. 疝从腹壁下动脉内侧前突

B. 疝从腹壁下动脉外侧由深环脱出

C. 经浅环入阴囊

D. 疝囊颈部明显

E. 疝囊外无精索被膜包绕

42. 下列关于腹股沟三角（Hesselbach 三角）的描述,错误的是 （ ）

A. 是腹前外侧壁的一个薄弱部位

B. 位于腹股沟韧带内侧半的上方

C. 其外侧为腹壁下动脉

D. 内侧界为腹直肌内侧缘

E. 三角内有腹股沟管浅环（皮下环）,由此三角突出的疝称为腹股沟直疝

43. 手术时区别腹股沟直疝和斜疝的标志是:疝囊是否 （ ）

A. 进入阴囊或大阴唇皮下

B. 从皮下环突出

C. 从腹环突出

D. 从海氏三角突出

E. 从腹壁下动脉的内侧或外侧突出

44. 腔隙韧带来自 （ ）

A. 腹外斜肌腱膜

B. 腹内斜肌腱膜

C. 腹横肌腱膜

D. 腹直肌鞘后层

E. 腹股沟镰

45. 形成腹股沟韧带的结构是 （ ）

A. 腹横筋膜

B. 腹外斜肌腱膜

C. 腹横肌腱膜

D. 腹内斜肌腱膜

E. 阔筋膜

46. 由腹内斜肌所形成的精索结构是 （ ）

A. 精索外筋膜

B. 精索内筋膜

C. 腹股沟管

D. 提睾肌

E. Colles 筋膜

47. 精索内筋膜来自　　　　　　（　）
    A. 腹外斜肌腱膜
    B. 腹内斜肌腱膜
    C. 腹横筋膜
    D. 腹膜下筋膜
    E. 壁腹膜

48. 腹壁下动脉起自　　　　　　（　）
    A. 髂总动脉
    B. 髂内动脉
    C. 髂外动脉
    D. 肠系膜下动脉
    E. 股动脉

49. 关于腹白线的描述,正确的是（　）
    A. 在腹直肌外缘融合
    B. 呈弧形
    C. 呈弓状游离缘
    D. 位于腹前正中线上
    E. 多血管

50. 胃的贲门通常位于　　　　　（　）
    A. 第 11 胸椎体前方
    B. 第 12 胸椎体前方
    C. 第 11 胸椎左侧
    D. 第 12 胸椎左侧
    E. 第 1 腰椎左侧

51. 下列关于胃的描述,错误的是（　）
    A. 可分为胃底、胃体和幽门部
    B. 角切迹是幽门部的分界标志
    C. 幽门部是溃疡病的好发部位
    D. 胃的入口是贲门,出口称幽门
    E. 胃在中等充盈时位于右季肋部

52. 胃的游离区是指　　　　　　（　）
    A. 胃底
    B. 胃前壁右侧半上部
    C. 胃前壁右侧半下部
    D. 胃前壁左侧半上部
    E. 胃前壁左侧半下部

53. 胃短动脉走行于　　　　　　（　）
    A. 肝胃韧带　　　B. 胃膈韧带
    C. 肠韧带　　　　D. 胃胰韧带
    E. 胃脾韧带

54. 胃十二指肠溃疡穿孔时,其胃内容物可流入右下腹引起右下腹部疼痛,临床上常需与阑尾炎鉴别。胃内容物流动的主要途径是
    A. 经左肠系膜窦
    B. 经右肠系膜窦
    C. 沿右结肠旁沟
    D. 沿小肠系膜
    E. 沿小网膜

55. 胃左动脉和胃右动脉行于　　（　）
    A. 肝十二指肠韧带
    B. 肝胃韧带
    C. 胃脾韧带
    D. 胃结肠韧带
    E. 膈胃韧带

56. 手术时确认幽门位置的重要标志是
    （　）
    A. 幽门瓣
    B. 十二指肠球部
    C. 幽门前静脉
    D. 胃冠状静脉
    E. 角切迹

57. 下列关于胃淋巴回流的描述,不正确的是　　　　　　　　　　（　）
    A. 胃左、右淋巴结收集胃小弯侧胃壁的淋巴
    B. 胃网膜左淋巴结输出管注入脾淋巴结
    C. 胃网膜右淋巴结输出管注入幽门下淋巴结
    D. 胃底部淋巴管直接注入腹腔淋巴结
    E. 胃壁内淋巴管有广泛吻合

58. 下列关于胃的描述,错误的是（   ）
    A. 胃分贲门部、胃底、胃体和幽门部4部分
    B. 角切迹是胃体和胃幽门窦在小弯侧的分界标志
    C. 幽门管连接食管
    D. 幽门瓣为幽门括约肌内表面的黏膜向内形成的环状皱襞
    E. 幽门前静脉是手术时确定幽门的标志

59. 下列关于迷走神经的描述,错误的是（   ）
    A. 前干分为胃前支和肝支
    B. 后干分为胃后支和腹腔支
    C. 肝支加入肝丛,腹腔支加入腹腔丛
    D. 胃后支伴胃左血管行于胃小弯上方1cm左右
    E. 胃前支和胃后支均沿胃小弯走行,最后均以"鸦爪"的形式分布于胃幽门部

60. 胃幽门窦后壁溃疡穿孔很可能引起初期局限性腹膜炎或形成脓肿的部位在（   ）
    A. 网膜囊
    B. 右肝下间隙
    C. 右肝下间隙和肝肾隐窝
    D. 右膈下间隙
    E. 大腹膜腔

61. 有位患胃溃疡数年的年轻患者。一次暴饮暴食后致胃后壁穿孔,胃内容物流入网膜囊。若造成胃后壁大片粘连,不会累及的器官是（   ）
    A. 脾
    B. 左肾
    C. 胰
    D. 横结肠及其系膜
    E. 十二指肠水平部

62. 肝十二指肠韧带内不含的结构是（   ）
    A. 肝固有动脉   B. 肝静脉
    C. 肝门静脉   D. 胆总管
    E. 淋巴管

63. 下列关于十二指肠的描述,不正确的是（   ）
    A. 分上部、降部、水平部和升部
    B. 球部为溃疡好发部位
    C. 水平部的前方有肠系膜上动脉
    D. 除上部外,均为腹膜外位器官
    E. 降部后内侧壁有十二指肠大乳头,为胆总管的开口

64. 横过十二指肠降部前方的结构为（   ）
    A. 胆总管
    B. 主胰管
    C. 横结肠及其系膜
    D. 右肾血管
    E. 结肠右曲

65. 在十二指肠空肠曲处,小肠成为腹膜包围的结构。固定该曲在一定位置是通过（   ）
    A. 肝固有系膜
    B. 大网膜
    C. 小网膜
    D. 肝十二指肠韧带
    E. 十二指肠悬肌

66. 经过十二指肠水平部前方的结构是（   ）
    A. 腹主动脉
    B. 肠系膜上动脉
    C. 下腔静脉
    D. 右输尿管
    E. 十二指肠悬韧带

67. 下列关于十二指肠空肠曲的描述,错误的是（   ）
    A. 为十二指肠和空肠分界处的重要标志
    B. 位于第2腰椎左侧

C.被十二指肠悬韧带（Treitz韧带）固定于腹后壁
D.周围有许多腹膜隐窝
E.左侧毗邻腹主动脉

68.下列关于十二指肠上部毗邻的描述,错误的是（　　）
A.前方有胆囊
B.后方有肝门静脉和胆总管
C.后方有胃十二指肠动脉
D.上方为肝尾状叶和肝十二指肠韧带
E.下方为胰头

69.下列关于十二指肠的描述,错误的是（　　）
A.十二指肠上部通常平对第1腰椎
B.十二指肠纵襞位于十二指肠降部
C.肠系膜上血管跨越十二指肠水平部前方
D.十二指肠空肠曲上方有十二指肠悬肌上提和固定
E.十二指肠水平部位于腹膜腔内

70.下列关于十二指肠上部的描述,正确的是（　　）
A.位置深,活动度小
B.属腹膜内位器官
C.通常平对第3腰椎
D.上方邻肝尾状叶
E.内腔有密集的纵状皱襞

71.下列关于十二指肠悬韧带的描述,正确的是（　　）
A.仅由结缔组织构成
B.由十二指肠球部后方连于右膈脚
C.是十二指肠始端的标志
D.是空肠始端的标志
E.是回肠始端的标志

72.在肝门处,进出肝门结构的位置关系是（　　）
A.肝左、右管居右
B.肝固有动脉左、右支居中

C.肝门静脉左、右支居左
D.肝左、右管居中
E.肝门静脉左、右支居前

73.在肝十二指肠韧带内,胆总管位于肝门静脉的（　　）
A.左前方　　B.右前方
C.右侧　　　D.左侧
E.右后方

74.下列关于网膜孔境界的描述,错误的是（　　）
A.前方为肝十二指肠韧带
B.后方为下腔静脉（隔以腹膜）
C.后方为门静脉（隔以腹膜）
D.上方为肝尾状叶
E.下方为十二指肠上部

75.临床上,胃后壁和十二指肠球部溃疡穿孔时常伴有右下腹部疼痛,其原因可能是（　　）
A.大网膜受到牵拉
B.穿孔后胃和十二指肠的内容物沿右结肠外侧沟流至回盲部
C.合并阑尾炎
D.合并盲肠炎
E.神经反射

76.仰卧位,腹膜腔骨盆入口以上的最低处是（　　）
A.右肝上间隙
B.十二指肠上隐窝
C.左肝下前间隙
D.肝肾隐窝
E.盲肠后隐窝

77.下列关于网膜囊的描述,错误的是（　　）
A.位于小网膜和胃与胃后壁间
B.为一封闭的扁窄腹膜间隙
C.后壁为覆盖于胰和左肾表面的腹膜
D.左侧为胃脾韧带和脾肾韧带
E.上方为肝和膈

78. 肝肾隐窝或右肝下间隙的积液可能的流向是 （　　）
   A. 左结肠旁沟
   B. 结肠下间隙
   C. 网膜囊
   D. 左肝下间隙
   E. 右结肠旁沟

79. 把肝下间隙分为左右两部的是（　　）
   A. 肝十二指肠韧带
   B. 肝圆韧带
   C. 小网膜
   D. 胃
   E. 小肠系膜根

80. 与肝上界在右锁骨中线相交的肋骨为 （　　）
   A. 第4肋　　B. 第5肋
   C. 第6肋　　D. 第7肋
   E. 第8肋

81. 下列关于肝脏体表投影的描述,错误的是 （　　）
   A. 肝大部分位于左季肋区及腹上区
   B. 肝上界在右锁骨中线平第5肋
   C. 肝下界不超过右侧肋弓下缘
   D. 肝下界在剑突下可达5cm
   E. 7岁以下幼儿的肝下界可低于右肋弓下缘2～3cm

82. 下列关于第二肝门的描述,正确的是 （　　）
   A. 位于肝脏面"H"沟的横沟,有肝固有动脉、门静脉和肝管通过
   B. 位于腔静脉窝内,有门静脉汇入下腔静脉
   C. 位于腔静脉窝内,有肝左、肝右、肝中和若干小静脉通过,注入下腔静脉
   D. 位于腔静脉窝的上部,为肝左、肝右和肝中静脉汇入下腔静脉处
   E. 位于腔静脉窝的下部,为肝左、肝右和肝中静脉汇入下腔静脉处

83. 网膜孔的前界是 （　　）
   A. 下腔静脉
   B. 肝尾状叶
   C. 肝十二指肠韧带
   D. 胰头
   E. 十二指肠上部

84. 肝门静脉及胆总管走行于 （　　）
   A. 胃结肠韧带
   B. 胃脾韧带
   C. 肝胃韧带
   D. 肝十二指肠韧带内
   E. 脾肾韧带内

85. 在肝的正中裂内走行的是 （　　）
   A. 肝门静脉　　B. 肝右静脉
   C. 肝中静脉　　D. 肝左静脉
   E. 尾状叶静脉

86. 肝静脉系统不包括 （　　）
   A. 肝门静脉
   B. 肝左静脉
   C. 肝中静脉
   D. 肝右静脉
   E. 尾状叶静脉

87. 下列关于肝的静脉走行的描述,错误的是 （　　）
   A. 肝中静脉走行于肝正中裂内
   B. 肝门静脉左支矢状部走行于肝左叶间裂内
   C. 肝左静脉走行于肝左段间裂内
   D. 肝右静脉走行于肝右叶间裂内
   E. 尾状叶静脉在第二肝门处汇入下腔静脉

88. 下列器官参与组成肝外胆道,除了 （　　）
   A. 肝总管　　B. 胆囊管
   C. 胆囊　　　D. 肝胰壶腹
   E. 副胰管

89. 肝胰壶腹括约肌(Oddi 括约肌)存在于 (　　)
   A. 胆总管末端
   B. 肝总管末端
   C. Vater 壶腹周围
   D. 胰管、胆总管末端及 Vater 壶腹周围
   E. 胆囊颈和胆囊管内

90. 患者,女,55 岁。突发右上腹绞痛,伴恶心、呕吐,吐出物为绿色、苦味。6 小时后,右上腹出现压痛和肌紧张,墨菲征阳性,诊断为急性胆囊炎。可隔腹前壁触及胆囊底的位置是 (　　)
   A. 左腹直肌外侧缘与左肋弓交点处
   B. 右腹直肌内侧缘与右肋弓交点处
   C. 右锁骨中线与右肋弓交点处
   D. 脐与髂前上棘连线的中、外 1/3 交点处
   E. 剑突下靠右侧 2~3cm

91. 下列关于胆囊三角的描述,错误的是 (　　)
   A. 手术时于此三角内寻找内胆囊动脉
   B. 内有肝固有动脉右支
   C. 肝门静脉不经过此三角
   D. 由肝左、右管和肝下面围成
   E. 内有胆囊淋巴结

92. 下列关于胆囊动脉的描述,错误的是 (　　)
   A. 多数发自肝总动脉
   B. 多数发自肝右动脉
   C. 可能发自肝固有动脉
   D. 本干分为两支,分布于胆囊前后
   E. 胆囊手术时可在 Calot 三角内寻找

93. 胆总管结石比较容易嵌顿胆总管的部位是 (　　)
   A. 十二指肠上段
   B. 胰腺段
   C. 十二指肠后段
   D. 十二指肠大乳头处
   E. 肝胰壶腹

94. 下列关于胆总管的描述,正确的是 (　　)
   A. 由肝左、右管汇合而成
   B. 下行于肝门静脉的左前方
   C. 斜穿十二指肠降部中段的后外侧壁,与胰管汇合成肝胰壶腹
   D. 管壁不易扩张
   E. 下行于胰头后方的胆总管沟内

95. 一男性青年的左季肋部受重物挤压后,出现失血性休克。紧急剖腹探查发现脾破裂,拟行脾切除术。切除哪条韧带时应注意勿损伤胰尾 (　　)
   A. 胃脾韧带   B. 脾膈韧带
   C. 脾结肠韧带   D. 脾肾韧带
   E. 胃胰韧带

96. 下列关于胰的描述,正确的是 (　　)
   A. 全部位于腹上区
   B. 横过第 2~3 腰椎前方
   C. 前方为网膜囊
   D. 全部位于腹膜后隙
   E. 分头、颈、体、尾 4 部分,有明显的分界

97. 下列关于胰毗邻的描述,错误的是 (　　)
   A. 胰头后面毗邻下腔静脉
   B. 胰颈后面毗邻肝门静脉
   C. 胰体上缘毗邻腹腔干
   D. 胰体后面毗邻腹主动脉
   E. 胰体行经脾肾韧带的两层腹膜之间

98. 胰头后方的毗邻结构是 (　　)
   A. 十二指肠降部
   B. 腹腔干
   C. 右肾
   D. 胆总管
   E. 肠系膜上动、静脉

99. 下列关于胰的描述,正确的是 (　　)
   A. 位于网膜囊内
   B. 胰前面隔腹膜与十二指肠毗邻

C. 肠系膜上静脉和脾静脉在胰颈后方汇合成肝门静脉

D. 副胰管开口于十二指肠大乳头

E. 主要由肠系膜上、下动脉供血

100. 有一年轻男性患者,突发上腹部持续性疼痛,伴恶心呕吐。约 2 小时后上腹部疼痛减轻,但疼痛转移至右下腹部。查体:右下腹腹肌紧张,McBurney 点有明显压痛,肠鸣音正常。最可能的诊断是　　　　　(　　)

A. 盲肠炎

B. 急性胰腺炎

C. 急性回肠炎

D. 慢性腹膜炎

E. 急性阑尾炎

101. 不属于肠系膜上动脉的直接分支是　　　　　(　　)

A. 胰十二指肠下动脉

B. 回结肠动脉

C. 中结肠动脉

D. 阑尾动脉

E. 右结肠动脉

102. 下列关于肠系膜上动脉的描述,正确的是　　　　　(　　)

A. 多在第 2 腰椎水平起自腹主动脉前壁

B. 自胰颈下缘穿出,越十二指肠水平部的后方

C. 入肠系膜内行向右下

D. 发出胰十二指肠上动脉

E. 肠系膜上静脉伴行其左侧

103. 一年轻女性患者突发转移性右下腹痛,麦氏点出现固定性压痛、反跳痛和肌紧张,伴恶心、呕吐、发热及白细胞数升高。诊断为急性阑尾炎和阑尾穿孔。阑尾穿孔后,脓液沿升结肠旁沟最可能流至　　　　　(　　)

A. 肝肾隐窝　　B. 右肝上间隙

C. 左肠系膜窦　　D. 左肝上间隙

E. 右肠系膜窦

104. 下列关于横结肠的描述,错误的是　　　　　(　　)

A. 是区分结肠上区和下区的标志

B. 是结肠最短的一段

C. 由中结肠动脉供血

D. 属腹膜内位器官

E. 借结肠左曲续于降结肠

105. 下列关于肠系膜窦的描述,错误的是　　　　　(　　)

A. 右侧肠系膜窦呈底在上的三角形,炎性渗出时常局限在窦内

B. 左侧肠系膜窦炎性渗出物易流向盆腔

C. 左、右肠系膜窦以小肠系膜根为界,且互相交通

D. 其深面为腹后壁表面的壁腹膜

E. 属于结肠下区

106. 下列关于空肠和回肠的描述,正确的是　　　　　(　　)

A. 二者均属腹膜内位器官

B. 空肠占近侧的 3/5

C. 回肠占远侧的 2/5

D. 空肠肠壁薄、管径粗

E. 回肠肠壁厚、管径细

107. 下列关于盲肠的描述,正确的是　　　　　(　　)

A. 盲肠短而细

B. 前壁有阑尾根部附着

C. 通常为腹膜外位

D. 肠壁上有三条结肠带

E. 小儿盲肠位置较低,多位于盆腔

108. 下列属于肠系膜下动脉分支的动脉是　　　　　(　　)

A. 左结肠动脉　　B. 中结肠动脉

C. 右结肠动脉　　D. 阑尾动脉

E. 直肠下动脉

109. 下列关于降结肠的描述,正确的是
（　　）
   A. 属腹膜内位器官
   B. 骶髂关节前方续于乙状结肠
   C. 内侧为左肠系膜窦
   D. 左结肠旁沟积液向下可流至左髂窝
   E. 左结肠旁沟积液向上可流至膈下间隙

110. 下列关于结肠左曲的描述,正确的是
（　　）
   A. 结肠左曲比右曲的位置高
   B. 后方邻脾上缘
   C. 前方邻胰尾
   D. 下方邻左肾上端
   E. 有肿瘤时在左肋弓下易扪及

111. 具有结肠带、结肠袋和肠脂垂的肠管是　　　　　　　　　（　　）
   A. 大肠
   B. 结肠和阑尾
   C. 结肠
   D. 结肠和盲肠
   E. 除阑尾和直肠以外的大肠

112. 阑尾动脉直接起自（　　）
   A. 中结肠动脉
   B. 右结肠动脉
   C. 回结肠动脉
   D. 肠系膜上动脉
   E. 肠系膜下动脉

113. 阑尾手术时,寻找阑尾的可靠方法是
（　　）
   A. 循阑尾系膜寻找
   B. 循阑尾动脉寻找
   C. 循小肠系膜末端寻找
   D. 循盲肠的结肠带寻找
   E. 循回盲瓣寻找

114. 下列关于肠系膜的描述中,错误的是
（　　）
   A. 内有肠系膜下动脉的分支走行

   B. 由两层腹膜组成
   C. 将空、回肠悬附于腹后壁
   D. 整体呈扇状,并随肠袢形成许多皱褶
   E. 含有分布到肠袢的血管、神经和淋巴管

115. 肠系膜上动脉从腹主动脉的发出处有一血栓形成,会导致下列结构明显缺血性坏死,但不包括（　　）
   A. 十二指肠和胰
   B. 空肠和回肠
   C. 阑尾
   D. 升结肠和横结肠
   E. 降结肠和乙状结肠

116. 下列关于乙状结肠的描述,正确的是
（　　）
   A. 为腹膜间位器官
   B. 全部位于小骨盆内
   C. 在第1骶椎体前面续于直肠
   D. 左输尿管和左髂外血管跨过其前方
   E. 充盈时在左髂窝可能触及

117. 下列关于大肠的描述,错误的是
（　　）
   A. 大肠包括盲肠、阑尾、结肠、直肠和肛管5部分
   B. 大肠均有结肠带、结肠袋和肠脂垂
   C. 阑尾根部在盲肠后内侧壁,麦氏点为其体表投影
   D. 回盲瓣由回肠末端的环形肌增厚构成
   E. 阑尾动脉走行于阑尾系膜的游离缘

118. 中结肠动脉走行于（　　）
   A. 空肠系膜内　　B. 回肠系膜内
   C. 盲肠系膜内　　D. 横结肠系膜内
   E. 大网膜内

119. 下列关于肠系膜上动脉的描述,正确的是 (　　)
    A. 多在第2腰椎水平起于腹主动脉前壁
    B. 向前下由胰颈下缘左侧穿出
    C. 跨十二指肠水平部前方,入肠系膜走向左下
    D. 向左发出空、回肠动脉各1条
    E. 向右发出胰十二指肠上动脉

120. 下列关于空、回肠神经支配的描述,错误的是 (　　)
    A. 接受交感和副交感神经的双重支配
    B. 来自腹腔丛和肠系膜上丛
    C. 交感神经兴奋时促进肠的蠕动和分泌
    D. 内脏感觉纤维传入脊髓9～12胸节和延髓
    E. 痛觉冲动主要经交感神经传入脊髓

121. 下列关于右肠系膜窦的描述,正确的是 (　　)
    A. 介于降结肠、乙状结肠与肠系膜根之间
    B. 呈斜方形
    C. 呈三角形
    D. 易蔓延入盆腔
    E. 不封闭

122. 下列关于空、回肠动脉的描述,错误的是 (　　)
    A. 起于肠系膜上动脉
    B. 12～18条
    C. 小肠近侧段一般为3～4级动脉弓
    D. 直动脉分布于肠壁
    E. 回肠最末段形成单弓

123. 下列关于阑尾的描述,错误的是 (　　)
    A. 长5～7cm
    B. 阑尾腔开口于回盲瓣下2～3cm处
    C. 盲肠下位最常见
    D. 小儿早期易穿孔
    E. 中年后阑尾管往往闭合

124. 下列关于盲肠的描述,正确的是 (　　)
    A. 居右髂窝,直立时可垂入盆腔
    B. 小儿盲肠位置较低
    C. 左侧接回肠末端,右侧有阑尾附着
    D. 通常为腹膜间位
    E. 管径与回肠相当

125. 下列关于腹膜后隙的描述,错误的是 (　　)
    A. 位于腹内筋膜与壁腹膜之间
    B. 向下与直肠后隙相通
    C. 两侧连于腹膜外组织
    D. 内有肾上腺和肾、输尿管
    E. 向上与后纵隔不相通

126. 右肾内侧毗邻 (　　)
    A. 肝右叶　　B. 胆囊
    C. 胰头　　　D. 下腔静脉
    E. 腹主动脉

127. 左、右肾上腺后面均毗邻 (　　)
    A. 膈　　　　B. 脾血管
    C. 腹腔丛　　D. 腹主动脉
    E. 下腔静脉

128. 下列关于肾动脉的描述,错误的是 (　　)
    A. 左肾动脉起始部位高于右侧,其长度略短于右侧
    B. 供应肾,也有分支至肾上腺和输尿管
    C. 在肾实质内按节段分布
    D. 经肾静脉、肾盂后方进入肾
    E. 在肾内动脉分支间吻合较少

129. 一位患左肾肿瘤的男性患者,60岁。经检查其右肾功能正常,拟行腹膜外入路左肾切除术。手术中分离左肾上部时,患者突发呼吸急促,发绀,血压下降,心跳增快。最有可能的原因是 (　　)
    A. 肾血管损伤大出血

B. 手术中刺激交感干

C. 手术中刺激膈引起膈肌痉挛

D. 损伤胸膜造成气胸

E. 手术损伤过大患者不能耐受

130. 下列关于肾纤维囊的描述,正确的是 （   ）

A. 由疏松结缔组织构成

B. 为肾的固有膜,被覆于肾表面

C. 正常情况下不易从肾表面剥离

D. 对肾无保护作用

E. 肾部分切除时不必缝合此膜

131. 肾蒂主要结构的排列关系是 （   ）

A. 由前向后依次是肾动脉、肾静脉、肾盂

B. 由前向后依次是肾静脉、肾动脉、肾盂

C. 由前向后依次为肾动脉、肾盂、肾静脉

D. 由上向下依次为肾静脉、肾动脉、肾盂

E. 由上向下依次为肾动脉、肾盂、肾静脉

132. 肾脏与椎骨和12肋的位置关系,错误的是 （   ）

A. 第12肋横过左肾后面中部

B. 第12肋横过右肾后面上部

C. 左肾上端平第12胸椎下缘

D. 右肾上端平第12胸椎下缘

E. 左肾下端平第2腰椎下缘

133. 下列结构斜越输尿管腹部的前面的是 （   ）

A. 肾动脉

B. 睾丸(卵巢)血管

C. 十二指肠水平部

D. 髂总血管

E. 髂外血管

134. 下列关于肾上腺的描述,正确的是 （   ）

A. 属于腹膜间位器官

B. 后面为膈

C. 右侧呈半月形

D. 肾上腺下动脉直接起源于腹主动脉

E. 左肾上腺内侧紧邻下腔静脉

135. 下列关于肾上腺的描述,错误的是 （   ）

A. 左肾上腺为半月形,右肾上腺为三角形

B. 紧贴肾的上端,平第12胸椎体高度

C. 与肾共同包在肾筋膜内

D. 右肾上腺内侧缘紧邻下腔静脉

E. 肾上腺动脉有3支,静脉通常为1支

136. 下列关于腰内脏神经的描述,错误的是 （   ）

A. 属于交感神经

B. 分布于结肠左曲以下的消化管和盆腔脏器

C. 仅通过腰交感神经节,所以是节前纤维

D. 参与组成下腹下丛(盆丛)

E. 由腰交感干神经节发出,所以是节后纤维

137. 下列关于下腔静脉的描述,错误的是 （   ）

A. 由左、右髂总静脉合成

B. 多在 L_5 处合成

C. 沿腹主动脉右侧上行

D. 与胸导管共同穿膈肌腔静脉裂孔进入心包

E. 有腰静脉注入

138. 下列关于腰交感干的描述,正确的是 （   ）

A. 由5~6个神经节和节间支构成

B. 表面被壁腹膜覆盖

C. 位于腰大肌与脊柱之间

D. 左右交感干间无交通支相连

E. 交感干下段经髂总静脉前方

· 055 ·

139. 下列关于乳糜池的描述,正确的是
    (   )
    A. 由左、右腰干和肠干合成
    B. 由左、右肠干和一条腰干合成
    C. 通常为胸导管起始部的膨大
    D. 多位于 $L_{2~3}$ 前方
    E. 接收腹、盆、下肢和左胸的淋巴

【B/型/题】

(140~141 题共用备选答案)
    A. 胰   B. 子宫
    C. 输尿管   D. 肾
    E. 卵巢

140. 属于腹膜内位器官的是   (   )
141. 属于腹膜间位器官的是   (   )

(142~143 题共用备选答案)
    A. 肝   B. 脾
    C. 胰   D. 肾
    E. 十二指肠降部

142. 大部分位于右季肋区的器官是
    (   )
143. 位于左季肋区的器官是   (   )

(144~146 题共用备选答案)
    A. 弓状线   B. 腹白线
    C. 半月线   D. 齿状线
    E. 界线

144. 两侧腹直肌鞘的纤维交织形成   (   )
145. 腹直肌鞘后层形成   (   )
146. 腹直肌外侧缘形成   (   )

(147~149 题共用备选答案)
    A. 髂腹下神经
    B. 髂腹股沟神经
    C. 生殖股神经的股支
    D. 股神经
    E. 肋下神经

147. 经过腹股沟管的神经是   (   )
148. 阑尾手术做麦氏切口容易损伤的神经是   (   )
149. 分布于阴囊或大阴唇的神经是   (   )

(150~152 题共用备选答案)
    A. 脐动脉索   B. 脐尿管索
    C. 腹壁下动脉   D. 睾丸韧带
    E. 脐静脉索

150. 脐正中襞内有   (   )
151. 脐外侧襞内有   (   )
152. 脐内侧襞内有   (   )

(153~156 题共用备选答案)
    A. 腹股沟韧带
    B. 腹外斜肌腱膜
    C. 腹内斜肌、腹横肌的弓状下缘
    D. 腹横筋膜和腹股沟镰
    E. 腹内斜肌和联合腱

153. 腹股沟管的前壁是   (   )
154. 腹股沟管的后壁是   (   )
155. 腹股沟管的上壁是   (   )
156. 腹股沟管的下壁是   (   )

(157~159 题共用备选答案)
    A. 腹股沟镰
    B. 髂耻弓
    C. 弓状线
    D. 腔隙韧带
    E. 耻骨梳韧带

157. 腹内斜肌与腹横肌下缘在腹直肌外缘的腱性融合形成   (   )
158. 腹股沟韧带内侧端的一部分腱膜向下后并向外侧转折成   (   )
159. 腹股沟韧带深面的肌腔隙与血管腔隙的分界是   (   )

(160~162 题共用备选答案)
    A. 十二指肠空肠襞
    B. 十二指肠悬韧带
    C. 肠系膜上动、静脉
    D. 胆囊
    E. 横结肠及其系膜

160. 十二指肠降部的前方有　　　(　　)
161. 十二指肠水平部的前方有　　(　　)
162. 十二指肠空肠曲的左侧有　　(　　)
（163～166题共用备选答案）
　　A. 肝圆韧带　　　B. 下腔静脉
　　C. 静脉韧带　　　D. 肝门静脉
　　E. 肝左、右管
163. 肝横沟内有　　　　　　　　(　　)
164. 肝十二指肠韧带内有　　　　(　　)
165. 肝右纵沟的后部有　　　　　(　　)
166. 肝左纵沟的后部有　　　　　(　　)
（167～168题共用备选答案）
　　A. 肝左管　　　B. 肝右管
　　C. 胆囊管　　　D. 肝总管
　　E. 胆总管
167. 穿经肝十二指肠韧带的结构是
　　　　　　　　　　　　　　　(　　)
168. 参与合成肝胰壶腹的是　　　(　　)
（169～170题共用备选答案）
　　A. 回肠前位　　B. 盆位
　　C. 盲肠下位　　D. 盲肠后位
　　E. 回肠后位
169. 国人阑尾最多见的位置是　　(　　)
170. 国人阑尾最少见的位置是　　(　　)
（171～172题共用备选答案）
　　A. 盲肠　　　　B. 升结肠
　　C. 横结肠　　　D. 降结肠
　　E. 乙状结肠
171. 中结肠动脉受损时,肠坏死易发生于
　　　　　　　　　　　　　　　(　　)
172. 最容易发生扭转的是　　　　(　　)
（173～175题共用备选答案）
　　A. 肠系膜上动脉
　　B. 肾动脉
　　C. 肠系膜下动脉
　　D. 肾上腺上动脉
　　E. 睾丸动脉
173. 起点平第1腰椎的是　　　　(　　)
174. 起点平第2腰椎的是　　　　(　　)
175. 起点平第3腰椎的是　　　　(　　)
（176～178题共用备选答案）
　　A. 输尿管　　　B. 下腔静脉
　　C. 腹主动脉　　D. 十二指肠
　　E. 胰
176. 左肾内侧毗邻　　　　　　　(　　)
177. 右肾内侧毗邻　　　　　　　(　　)
178. 左肾前面毗邻　　　　　　　(　　)
（179～181题共用备选答案）
　　A. 第11胸椎体下缘
　　B. 第12胸椎体上缘
　　C. 第1腰椎体
　　D. 第2椎体下缘
　　E. 第3椎体上缘
179. 左肾上端平　　　　　　　　(　　)
180. 右肾下端平　　　　　　　　(　　)
181. 肾门平　　　　　　　　　　(　　)
（182～185题共用备选答案）
　　A. 肋下神经
　　B. 髂腹下神经
　　C. 生殖股神经
　　D. 股神经
　　E. 闭孔神经
182. 由腰大肌外侧缘穿出的神经是
　　　　　　　　　　　　　　　(　　)
183. 由腰大肌内侧缘穿出的神经是
　　　　　　　　　　　　　　　(　　)
184. 在腰大肌前面下行的神经是　(　　)
185. 不属于腰丛分支的神经是　　(　　)

【X/型/题】

186. 左季肋区的器官有　　　　　(　　)
　　A. 胆囊　　　　B. 脾
　　C. 胰头　　　　D. 胃底
　　E. 结肠左曲

187. 右腰区内有　　　　　　　（　）
　　A. 升结肠　　　B. 阑尾
　　C. 右肾下部　　D. 部分回肠
　　E. 肝右叶
188. 成人腹腔器官在腹前壁的投影,脐区
　　内有　　　　　　　　　（　）
　　A. 横结肠　　　B. 降结肠
　　C. 胰体　　　　D. 部分空肠
　　E. 腹主动脉及下腔静脉
189. 右腹股沟区内有　　　　　（　）
　　A. 膀胱　　　　B. 盲肠
　　C. 阑尾　　　　D. 右肾下部
　　E. 回肠末端
190. 属于腹膜外位器官的是　　（　）
　　A. 输尿管　　　B. 降结肠
　　C. 乙状结肠　　D. 胰
　　E. 肾
191. 下列关于腹膜的描述,正确的是
　　　　　　　　　　　　　　（　）
　　A. 为面积最大、配布最广泛的浆膜
　　B. 可分为壁层和脏层两部分
　　C. 脏腹膜可构成相应器官的外膜
　　D. 腹膜所形成的韧带及系膜等对腹、
　　　　盆腔器官有固定和支持作用
　　E. 腹膜下部的吸收能力较上部强,故
　　　　腹腔炎症或术后患者宜取半卧位
192. 腹直肌鞘内有　　　　　　（　）
　　A. 腹壁上、下血管
　　B. 髂腹股沟神经
　　C. 下 6 对肋间神经
　　D. 脐环
　　E. 腱划
193. 下列关于腹股沟三角（Hesselbach 三
　　角）的描述,正确的是　　（　）
　　A. 外侧界为腹壁浅血管
　　B. 内侧界为腹直肌外侧缘
　　C. 下界是腹股沟韧带
　　D. 腹股沟直疝的疝囊由此突出
　　E. 腹股沟斜疝的疝囊由此突出

194. Hesselbach 三角（腹股沟三角）为腹前
　　外侧壁的薄弱部位,因为　（　）
　　A. 腹外斜肌腱膜上出现皮下环
　　B. 缺乏肌纤维
　　C. 腹横筋膜不同
　　D. 浅筋膜内无膜性层
　　E. 半环线以下没有腹直肌鞘后层
195. 腹股沟斜疝的疝囊可经过　（　）
　　A. 腹环
　　B. 皮下环
　　C. 腹股沟管
　　D. 股环
　　E. 腹股沟内侧窝
196. 腹股沟直疝的疝囊可经过　（　）
　　A. 腹股沟三角（Hesselbach 三角）
　　B. 脐环
　　C. 腹股沟管
　　D. 皮下环
　　E. 腹环
197. 下列结构由腹外斜肌腱膜形成的是
　　　　　　　　　　　　　　（　）
　　A. 精索外筋膜
　　B. 腔隙韧带
　　C. 反转韧带
　　D. 腹股沟韧带
　　E. 腹股沟管皮下环
198. 下列属于腹前壁下部的浅筋膜的是
　　　　　　　　　　　　　　（　）
　　A. Buck 筋膜
　　B. Camper 筋膜
　　C. Colles 筋膜
　　D. Gerota 筋膜
　　E. Scarpa 筋膜
199. 由腹内斜肌和腹横肌共同形成的结
　　构是　　　　　　　　　　（　）
　　A. 腹直肌鞘后层
　　B. 腹股沟韧带
　　C. 腹股沟镰

D. 耻骨梳韧带

E. 提睾肌

200. 位于肝胃韧带两层腹膜间的结构是（　　）

A. 胃左动脉

B. 胃右动脉

C. 迷走神经肝支、胃前支

D. 迷走神经腹腔支

E. 胃左、右淋巴结

201. 胃血液供应来源的动脉主要有（　　）

A. 腹腔干

B. 脾动脉

C. 肝固有动脉

D. 肠系膜上动脉

E. 肠系膜下动脉

202. 参与构成"胃床"的器官是（　　）

A. 胰

B. 左肾

C. 脾

D. 十二指肠水平部

E. 横结肠及其系膜

203. 下列关于胃前壁的描述，正确的是（　　）

A. 右侧部分邻接左半肝

B. 左侧部分邻接膈

C. 中间部与腹前壁相贴

D. 主要由左迷走神经支配

E. 主要由右迷走神经支配

204. 属于腹腔干分支的是（　　）

A. 胃左动脉

B. 胃右动脉

C. 肝固有动脉

D. 胰十二指肠上动脉

E. 胰十二指肠下动脉

205. 十二指肠降部的前面毗邻（　　）

A. 横结肠及其系膜

B. 胰头

C. 结肠右曲

D. 肝右叶

E. 小肠袢

206. 十二指肠降部与胰头之间有（　　）

A. 门静脉　　　B. 肝总管

C. 胆总管　　　D. 胆囊管

E. 胰管

207. 十二指肠悬韧带（Treitz 韧带）（　　）

A. 位于十二指肠空肠曲与右膈脚之间

B. 内有胃十二指肠血管通过

C. 内含的平滑肌称十二指肠悬肌

D. 有固定十二指肠空肠曲的作用

E. 手术时常用来确定空肠起始部

208. 下列关于肝毗邻的描述，正确的是（　　）

A. 肝上面隔膈与右肋膈隐窝、右肺底和心相邻

B. 肝下面与右肾和胃相邻

C. 肝左叶与脾相邻

D. 肝的前面有时有大网膜覆盖

E. 肝膈面在两侧肋弓间的部分与腹前壁相贴

209. 出入肝门的结构有（　　）

A. 肝左、右管

B. 肝固有动脉左、右支

C. 肝左、右静脉

D. 淋巴管

E. 神经

210. 肝的脏面所毗邻的器官是（　　）

A. 右肾、右肾上腺

B. 幽门及十二指肠上部

C. 胰头

D. 结肠右曲

E. 食管腹段

211. 属于膈下间隙的结构有（　　）

A. 肝肾隐窝　　B. 网膜囊

C. 腹膜后隙　　D. 膈下腹膜外间隙

E. 右肝上间隙

212. 构成网膜囊的前壁结构有（　）
 A. 大网膜前两层　B. 小网膜
 C. 胃后壁腹膜　D. 肝下面和后面
 E. 胰

213. 下列关于网膜孔的描述,正确的是（　）
 A. 前界为肝十二指肠韧带
 B. 后界为覆盖于下腔静脉的腹膜
 C. 上界为肝尾状叶
 D. 下界为十二指肠空肠曲
 E. 为大、小腹膜腔的通道

214. 下列关于网膜囊的描述,正确的是（　）
 A. 位于小网膜、胃后壁的后方
 B. 上壁为肝尾状叶和膈下的筋膜
 C. 下壁为大网膜前两层、后两层的返折部
 D. 可借网膜孔与腹膜腔相通
 E. 胃前壁穿孔时,胃内容物可进入网膜囊内,造成腹膜炎

215. 下列关于胆总管的描述,正确的是（　）
 A. 由肝总管和胆囊管汇合而成
 B. 在肝十二指肠韧带内沿其右缘走行
 C. 行经十二指肠上部的后面时位于下腔静脉右侧
 D. 胰头癌时常受压迫而出现梗阻性黄疸
 E. 末端与副胰管汇合形成 Vater 壶腹

216. 下列关于胆囊毗邻的描述,正确的是（　）
 A. 上方为肝
 B. 下方为十二指肠及横结肠
 C. 左侧为结肠左曲
 D. 右侧为结肠右曲
 E. 前方为腹前壁

217. 胰体后面的毗邻结构是（　）
 A. 脾动脉　　　B. 脾静脉
 C. 腹主动脉　　D. 左肾上腺
 E. 左肾

218. 下列关于胰头的描述,正确的是（　）
 A. 癌肿可引起阻塞性黄疸
 B. 其后面通常有门静脉起始部
 C. 钩突后方有肠系膜上血管通过
 D. 钩突前方有肠系膜上血管通过
 E. 上方有幽门

219. 下列关于横结肠的描述,正确的是（　）
 A. 是腹膜内位器官
 B. 左、右两端的系膜短
 C. 中间部活动度大
 D. 系膜根部附于右肾、胰、左肾的前面
 E. 上方邻肝和胃

220. 下列关于空肠动脉、回肠动脉的描述,正确的是（　）
 A. 在肠系膜内放射状走向肠壁
 B. 途中分支吻合成动脉弓
 C. 小肠近侧段一般有1~2级动脉弓
 D. 远侧段弓数增多,可达3~4级
 E. 回肠最末段的弓数最多

221. 下列关于肠系膜的描述,正确的是（　）
 A. 位于空、回肠与腹后壁之间,由双层腹膜形成
 B. 系膜根附着于第2腰椎左侧至右侧骶髂关节的前方,长约15cm
 C. 肠系膜呈扇形,其肠缘连于空、回肠的系膜缘与空、回肠的长度相当
 D. 两层腹膜间有肠系膜上血管、神经和淋巴管等走行
 E. 空、回肠系膜内的血管弓形态完全相同

222. 下列关于右结肠动脉的描述,正确的是 （　　）
　　A.起自肠系膜上动脉
　　B.走行于壁腹膜后方
　　C.跨经右输尿管后方
　　D.近升结肠内侧缘发出升、降支
　　E.降支与回结肠动脉的分支吻合

223. 下列关于横结肠的描述,正确的是 （　　）
　　A.是腹膜内位器官
　　B.是结肠上区和结肠下区的标志
　　C.是结肠中最短的部分
　　D.主要供血动脉来自肠系膜上动脉
　　E.终于骶骨岬,续为直肠

224. 下列器官前面有横结肠系膜根部附着的有 （　　）
　　A.右肾　　　B.十二指肠降部
　　C.肝门静脉　　D.胰
　　E.左肾

225. 下列关于空、回肠的比较,正确的是 （　　）
　　A.空肠位于结肠下区左上部,占近侧的2/5
　　B.回肠位于结肠下区的右下部,占远侧的3/5
　　C.空肠管径细,颜色稍白,系膜血管弓少
　　D.回肠管径粗,颜色较红,系膜的血管弓多
　　E.回肠黏膜内有集合淋巴滤泡

226. 虽然从空肠移行为回肠的分界不明显,但可看到肠管和支持系膜的特征逐渐改变。手术时,空肠与回肠的鉴别依靠几个显著的特征来辨认,下列关于空肠、回肠的特征,正确的是 （　　）
　　A.空肠位于脐和左外侧部

　　B.回肠一般占据在右下腹部和盆腔
　　C.回肠肠系膜因含较多的脂肪,常较厚
　　D.供应回肠的动脉以多个动脉弓和终末动脉短而多为特征
　　E.空肠有较高而多的环状皱襞,所以管径稍大,壁较厚

227. 下列关于阑尾的描述,正确的是 （　　）
　　A.根部附于盲肠后内侧壁
　　B.盲肠壁上三条结肠带汇合于阑尾根部
　　C.腹膜内位器官
　　D.国人阑尾常见的位置是回肠前位
　　E.阑尾腔开口于回盲瓣下方2～3cm的盲肠腔内面

228. 下列关于盲肠的描述,正确的是（　　）
　　A.腹膜内位器官
　　B.通常有系膜
　　C.后面邻髂腰肌
　　D.肠壁有三条结肠带
　　E.左侧邻接回肠末端

229. 肠系膜上动脉的分支包括 （　　）
　　A.胰十二指肠下动脉
　　B.胰下动脉
　　C.中结肠动脉
　　D.回结肠动脉
　　E.左结肠动脉

230. 下列关于动脉的描述,正确的是（　　）
　　A.回结肠动脉发出阑尾动脉
　　B.左结肠动脉发自肠系膜下动脉
　　C.右结肠动脉分布于结肠肝曲
　　D.直肠上动脉发自肠系膜下动脉
　　E.肾上腺下动脉发自肾动脉

231. 小肠系膜内有 （　　）
　　A.空肠、回肠的血管
　　B.腹腔丛发出的交感神经

C. 来自盆内脏神经的副交感纤维
D. 有大量的淋巴结和淋巴管
E. 肠系膜下动脉的起始部

232. 乙状结肠后面毗邻 （　）
   A. 左髂外血管
   B. 回肠袢下部
   C. 左髂腰肌
   D. 左睾丸(卵巢)血管
   E. 左输尿管

233. 下列关于腹膜后隙的描述,正确的是
   （　）
   A. 位于腹后壁,上达膈,下至骶岬平面
   B. 介于腹内筋膜与壁腹膜之间
   C. 内含左、右输尿管、肾和肾上腺等
   D. 内含有大量疏松结缔组织
   E. 内有升、降结肠

234. 腹膜后隙内的器官包括 （　）
   A. 肾及肾上腺
   B. 十二指肠水平部
   C. 输尿管
   D. 升、降结肠
   E. 胰

235. 右肾前面的毗邻结构有 （　）
   A. 肝右叶　　B. 胆囊
   C. 结肠右曲　D. 胰头
   E. 十二指肠

236. 左肾前方的毗邻结构包括 （　）
   A. 十二指肠　B. 胃
   C. 胰　　　　D. 空肠袢
   E. 结肠左曲

237. 出入肾门的结构包括 （　）
   A. 肾动、静脉　B. 肾盂
   C. 肾大盏　　　D. 神经
   E. 淋巴管

238. 下列关于肾段的描述,正确的是（　）
   A. 每一段动脉所供给的肾实质区域,称肾段

B. 一般每侧肾有6个肾段
C. 每条段动脉均有独立的供血区域
D. 肾各段动脉之间无吻合
E. 肾内静脉有广泛吻合

239. 下列关于肾筋膜的描述,正确的是
   （　）
   A. 又称Gerota筋膜,分为前、后两层
   B. 肾筋膜从前、后方包绕肾和肾上腺
   C. 在肾外侧缘前、后两层融合连于壁腹膜
   D. 肾筋膜下端两层互不融合
   E. 肾筋膜对肾有一定的固定作用

240. 肾后面的毗邻结构有 （　）
   A. 膈与肋膈隐窝
   B. 腰大肌及生殖股神经
   C. 腰方肌
   D. 肋下血管及神经
   E. 髂腹下神经和髂腹股沟神经

241. 在驾驶员和骑手中,游走肾是一种多发病。正常维持左肾于一定位置是通过 （　）
   A. 脾肾韧带
   B. 肾周脂肪
   C. 肾结肠韧带
   D. 肾血管
   E. 肾筋膜

242. 下列关于肾上腺的血管描述,正确的是 （　）
   A. 动脉有上、中、下三支
   B. 肾上腺上动脉发自膈下动脉
   C. 肾上腺中动脉来自肾动脉
   D. 肾上腺下动脉来自睾丸动脉
   E. 肾上腺被膜下有丰富的吻合

243. 左肾上腺前面毗邻 （　）
   A. 胃　　　　B. 肝左叶
   C. 腹主动脉　D. 脾血管
   E. 胰尾

244. 输尿管的血供来自　　　　（　）
　　A. 肾动脉
　　B. 睾丸(卵巢)动脉
　　C. 髂总动脉
　　D. 膀胱下动脉
　　E. 髂内动脉

245. 右输尿管前面毗邻　　　　（　）
　　A. 十二指肠降部
　　B. 盲肠及阑尾
　　C. 回结肠血管
　　D. 回肠末端
　　E. 右髂总血管

246. 下腔静脉后面毗邻　　　　（　）
　　A. 右膈脚　　B. 第1~4腰椎
　　C. 腹主动脉　　D. 右肾
　　E. 右腰交感干

247. 腹主动脉的壁支包括　　　（　）
　　A. 腰动脉　　B. 肋下动脉
　　C. 骶正中动脉　　D. 髂腰动脉
　　E. 膈下动脉

248. 腹主动脉的毗邻结构包括　（　）
　　A. 胰
　　B. 十二指肠升部
　　C. 小肠系膜根
　　D. 右交感干
　　E. 下腔静脉

249. 下列关于腹主动脉的描述,正确的是
　　　　　　　　　　　　　　（　）
　　A. 经膈主动脉裂孔入腹膜后隙
　　B. 右侧为下腔静脉
　　C. 前面有横结肠系膜根横过
　　D. 第4腰椎下缘水平分为左、右髂总动脉
　　E. 后面有右腰交感干

250. 与下腔静脉行程有关的结构是（　）
　　A. 脊柱右前方
　　B. 在腹主动脉右侧上行
　　C. 静脉韧带裂
　　D. 肝的腔静脉沟
　　E. 膈的腔静脉孔

251. 左侧睾丸静脉曲张较右侧常见的原因是　　　　　　　　　　　（　）
　　A. 其流经左肾静脉注入下腔静脉,流程长
　　B. 垂直汇入左肾静脉,回流阻力大
　　C. 易受乙状结肠压迫
　　D. 左肾静脉回流受阻时可累及左睾丸静脉
　　E. 左髂总动脉波动影响左睾丸静脉

二、名词解释
1. 半月线
2. 腹膜
3. 腹膜腔
4. 半环线(弓状线)
5. 腹白线
6. 腹直肌鞘
7. 联合腱(腹股沟镰)
8. 皮下环(浅环)
9. Hesselbach 三角(腹股沟三角)
10. 腹股沟管
11. 腹股沟管深环(腹环)
12. 胃床
13. Oddi 括约肌(肝胰壶腹括约肌)
14. Treitz 韧带
15. 肝裸区
16. 肝肾隐窝
17. 网膜囊
18. Calot 三角(肝胆三角)
19. 肝胰壶腹
20. 肠系膜窦
21. 系膜三角
22. 肠系膜
23. 肠系膜根

24. 腹膜后隙
25. 肾蒂
26. 肾门
27. 肾窦
28. 肾段
29. 肾角
30. 乳糜池
31. 腰交感干

三、填空题

1. 为便于描述腹腔脏器的位置和进行体表触摸,常将腹部以两条水平线和两条垂直线划分为九个区。上水平线为通过_____,下水平线是通过_____。两条垂直线为分别通过_____。九个区的名称是:_____和_____;_____和_____;_____和_____。

2. 按腹部的九分区法,胃大部位于_____部,少部位于_____部;右半肝大部位于_____部,少部位于_____;脾位于_____部;阑尾和盲肠位于_____部;大部分乙状结肠位于_____部。

3. 腹膜腔借_____和_____分为结肠上区和结肠下区。前者内的主要脏器有_____、_____、_____、_____和_____;后者内的主要脏器有_____、_____、_____和_____。右肝下间隙即_____,是平卧时腹膜腔的最低部位;左肝下后间隙即_____,它与左肝下前间隙以_____为界。

4. 腹部正中切口时通过的层次,由浅而深依次为_____、_____、_____、_____、_____和_____。阑尾切口时通过的层次,由浅而深依次为皮肤、_____、_____、_____、_____、_____和_____;应防止损伤的结构是_____和_____。

5. 腹股沟管的前壁为_____和_____;后壁为_____和_____;上壁为_____;下壁为_____。其外口称_____,是_____的三角形裂隙,内口称_____,是_____的卵圆形裂隙。通过腹股沟管的内容,男性为_____,女性为_____。

6. 腹股沟三角(Hesselbach三角)由_____、_____和_____三者围成,其层次由浅入深为皮肤、_____筋膜、_____筋膜、_____,由_____和_____形成的_____、腹膜外组织和壁腹膜。以_____为界,凡腹腔脏器从其内侧膨出为_____疝,从其外侧膨出为_____疝。

7. 腹股沟斜疝的疝囊经过_____、_____和_____到达阴囊或大阴唇皮下;腹股沟直疝的疝囊经过_____和_____到达阴囊或大阴唇皮下。腹股沟斜疝手术时,最易损伤的神经是_____和_____,尤以前者更易损伤。

8. 腹前壁脐以下内面的腹膜形成5条皱襞,脐正中襞内含_____,脐内侧襞内含_____,脐外侧襞内含_____。皱襞之间形成的隐窝由内向外依次为_____、_____、_____。

9. 腹外斜肌腱膜形成的重要结构有_____、_____、_____、_____和_____等。

10. 腹直肌鞘分为_____和_____2层,前者由_____和_____形成,后者由_____和_____形成。半环线(弓状线)以下腹直肌的后方紧贴_____。半环线以上经腹直肌的腹部切口的层次由浅入深依次为皮肤、_____、_____、_____、_____和_____。

11. 弓状线以上,腹直鞘前层由_____和_____组成,后层由_____和_____组成。弓状线以下,腹直肌鞘前层由_____和_____组成,腹直肌后面紧贴_____。

12. 胃的前壁与_____、_____和_____相贴;后壁与_____、_____和_____及其系膜相邻,这些结构又称_____。胃贲门位于_____,胃幽门位于_____。

13. 胃结肠韧带为_____连于_____的_____前2层形成,手术时应注意勿伤及其深面的_____。

14. 迷走神经的前干在贲门处分为_____和_____,迷走神经的后干在贲门后方即分为_____和_____。迷走神经高位切断术时,应保留_____、_____、_____。

15. 分布于胃的动脉有胃左动脉来自_____,胃右动脉来自_____,胃网膜右动脉发自_____,脾动脉分布至胃的分支有_____、_____和_____。

16. 十二指肠大乳头位于_____的_____壁,是_____和_____的共同开口,手术时可循_____寻找十二指肠大乳头。十二指肠小乳头位于十二指肠大乳头的_____方,是_____的开口。

17. 进出肝门的主要结构是左侧的_____和右侧的_____,以及两者后方的_____。在肝门附近,这三样结构分叉处最高者为_____,分叉处最低者为_____。

18. 膈下间隙被肝分为上部的_____和下部的_____,前者被镰状韧带分为_____、_____;后者被肝圆韧带和小网膜分为_____、_____。

19. 网膜孔前界为_____,后界为_____,上界为_____,下界为_____。胃后壁穿孔,胃内容物首先聚集在_____内,体位变化时,可经_____到达_____,再经右结肠旁沟到达_____和_____。

20. 胆囊三角由_____、_____和_____三者围成,是手术时寻找_____的标志。

21. 胰的前方为_____和_____。胰头和胰颈的后方为_____、_____、_____和_____等。胰体的上缘有_____和_____,并有脾动脉走行。

22. 大肠分为_____、_____、_____、_____和_____5部分,其中最长的是_____,它分为_____、_____、_____和_____4部分。

23. 有系膜的肠管为_____、_____、

_____、_____、_____。
结肠和盲肠有_____、_____
和_____3个特点。手术时可依
据_____寻找阑尾根部。

24. 大网膜的血供来自_____动脉和
_____动脉，前者由_____
动脉发出，后者由_____动脉发
出。小网膜由_____和_____
两部分组成。前者内有_____血
管，后者的游离缘内有_____、
_____和_____。

25. 填写下列动脉的来源：腹壁上动脉发
自_____，腹壁下动脉来自
_____，直肠上动脉发自
_____，直肠下动脉来自
_____，胰十二指肠上动
脉来自_____，胰十二指
肠下动脉来自_____。

26. 腹膜后间隙内的脏器主要有_____、
_____、_____。腹
膜后间隙向上经_____通_____
_____，向下通_____。

27. 腹主动脉的壁支有_____、
_____和_____；成对的脏
支有_____、_____和
_____；成单的脏支有_____、
_____和_____。

28. 进出肾门的结构由前向后的排列关系
是_____、_____和
_____；由上而下的排列关系是
_____、_____和_____。

29. 乳糜池位于_____水平，常在_____
_____和_____之间，有_____
_____、_____和_____注入。

30. 腰交感干由3~4个_____及其
_____组成，位于_____和
_____之间。

31. 肾的被膜由外向内依次为_____、
_____和_____。

32. 肾的手术从背部进入时，易损伤的神
经为_____、_____和
_____。

33. 腰大肌外侧缘穿出的腰丛分支，由上
而下为_____、_____、
_____和_____，后者为腰
丛发出的最粗大的神经，经_____
分布于_____区的肌肉和皮
肤。由腰大肌内侧缘穿出的腰丛分支
为_____神经，经_____到
达_____区的肌和皮肤。腰丛发
出的_____神经在腰大肌前面下行。

四、简答题
1. 简述腹部主要体表标志。
2. 简述男女性腹膜腔的区别。
3. 简述腹前外侧壁的浅层结构。
4. 经腹直肌的腹部手术切口，由浅入深经过哪些层次？需注意什么结构？
5. 下腹部的阑尾切口，由浅入深经过哪些层次？需注意保护什么结构？
6. 简述胃的动脉供应。
7. 试述十二指肠的血液供应。
8. 胃后壁的溃疡穿孔，胃内容物可通过什么途径到达什么部位？
9. 简述胆总管的分段和毗邻。
10. 简述门腔静脉间有哪些侧支循环途径。
11. 试分析化脓性阑尾炎可引起肝脓肿的原因。
12. 试述结肠上、下区的脏器主要有哪些。
13. 简述空肠和回肠形态结构上的区别。
14. 何谓腹膜后隙？主要有哪些器官位于腹膜后隙？腹膜后隙的感染向上、向下经过何结构蔓延到何处？

15. 肾固定装置有哪些?
16. 简述输尿管腹段的结构特点,为何其手术应在外侧进行?
17. 简述睾丸静脉的流注特点。解释精索静脉曲张左侧多见的原因。
18. 为何左侧肾、睾丸(卵巢)病变转移至脑或脑膜?

五、论述题

1. 试述腹膜与腹、盆腔脏器的不同位置关系,并举例说明。
2. 试述 McBurney 切口、腹正中切口、旁正中切口和右肋弓下斜切口的层次结构特点。
3. 试述什么是腹股沟直疝、斜疝和股疝。
4. 试述睾丸下降与腹股沟疝、隐睾的关系。
5. 腹股沟直、斜疝的疝囊各通过哪些路径达到阴囊或大阴唇皮下?鉴别腹股沟斜疝和直疝的解剖学依据有哪些?
6. 试述胃的位置、毗邻和胃周韧带。
7. 试述肝周围有哪些韧带,各韧带内有何结构。
8. 试述第一肝门、第二肝门和第三肝门的位置,出入第一肝门的主要结构有哪些,位置关系如何。
9. 试述膈下间隙如何划分,网膜囊、肝下间隙的位置和意义。
10. 用解剖学知识解释胰头癌时患者出现的黄疸、腹水、下肢水肿和肠梗阻等症状。
11. 试述结肠的分部、位置及毗邻,为何结肠左曲肿瘤触诊往往不易发现?
12. 试述结肠的血管和淋巴。
13. 试述空肠和回肠的血管、淋巴及神经。
14. 试述肾的位置和毗邻。
15. 试述肾被膜的结构特点及其意义。
16. 试述肾上腺的毗邻和血管。

【参/考/答/案】

一、选择题

【A 型题】

1. B	2. B	3. D	4. D	5. C
6. D	7. A	8. D	9. E	10. B
11. B	12. C	13. D	14. C	15. E
16. B	17. D	18. D	19. D	20. B
21. B	22. D	23. E	24. B	25. C
26. A	27. C	28. C	29. D	30. B
31. D	32. E	33. D	34. E	35. C
36. B	37. D	38. A	39. D	40. B
41. B	42. D	43. E	44. A	45. B
46. D	47. C	48. C	49. D	50. C
51. E	52. E	53. E	54. C	55. B
56. C	57. D	58. C	59. D	60. A
61. E	62. B	63. D	64. C	65. E
66. B	67. D	68. E	69. E	70. B
71. D	72. B	73. B	74. C	75. D
76. D	77. D	78. E	79. D	80. B
81. A	82. B	83. C	84. D	85. C
86. A	87. D	88. C	89. D	90. C
91. D	92. A	93. C	94. C	95. D
96. C	97. E	98. D	99. C	100. E
101. D	102. C	103. A	104. B	105. C
106. A	107. D	108. D	109. C	110. A
111. D	112. C	113. D	114. A	115. E
116. E	117. B	118. C	119. B	120. C
121. C	122. C	123. C	124. A	125. E

126. D	127. A	128. A	129. D	130. B
131. B	132. D	133. B	134. B	135. B
136. D	137. D	138. C	139. A	

【B 型题】

140. E	141. B	142. A	143. B	144. B
145. A	146. C	147. B	148. B	149. B
150. B	151. C	152. A	153. B	154. D
155. C	156. A	157. C	158. B	159. B
160. E	161. C	162. A	163. D	164. E
165. D	166. C	167. B	168. E	169. A
170. C	171. C	172. E	173. A	174. B
175. C	176. C	177. B	178. E	179. A
180. E	181. C	182. D	183. E	184. C
185. A				

【X 型题】

186. BDE	187. ACD	188. ADE
189. BCE	190. ADE	191. ABCDE
192. ACE	193. BCD	194. AB
195. ABC	196. AC	197. BCDE
198. BE	199. ACE	200. ABC
201. ABC	202. ABCE	203. AB
204. AD	205. ADE	206. CE
207. ACDE	208. ABE	209. ABDE
210. ABD	211. BDE	212. ABC
213. ABC	214. ACD	215. ABD
216. ABDE	217. BCDE	218. DE
219. ABCE	220. ABCD	221. ABCD
222. ABDE	223. ABD	224. BDE
225. ABE	226. ABCDE	227. ABCDE
228. ACDE	229. ACD	230. ABCDE
231. ABD	232. ACE	233. ABCD
234. ABCE	235. ACE	236. BCDE
237. ABDE	238. ACDE	239. ABDE
240. BCDE	241. BDE	242. ABE
243. ADE	244. ABCDE	245. ACD
246. ABE	247. ACE	248. ACE
249. ABD	250. ABDE	251. ABCD

3.D【解析】腹膜间位器官可以用"肝胆相照,升降结肠,子宫"来记忆。理解的关键在于"3 面腹膜覆盖、一面没有":肝的后面是裸区,没有被腹膜覆盖;升、降结肠的后面没有腹膜,直接连于腹后壁,活动度小;子宫的下面直接与阴道相接。膀胱的前面为耻骨联合,一般归为间位器官,也可认为是外位器官(上面和后面被腹膜覆盖)。腹膜外位器官位于腹膜后隙,记住"肾、胰"即可:肾及与肾有关的肾上腺、输尿管,胰及包绕胰的十二指肠降部、水平部。腹膜内位器官记忆特点在于"活动度好的器官",常见的有胃及相邻的十二指肠上部、空肠、回肠、阑尾及其附着的盲肠、横结肠、乙状结肠、脾、子宫阔韧带包裹的卵巢和输卵管。

6.D【解析】胃溃疡急性穿孔的患者,应采取左侧卧位,此时胃内容物流向胃底和胃体部,胃内容物流出量较小,可减轻炎症。

9.E【解析】上腹部尤其是膈下区的腹膜吸收能力较强,因此,急性腹膜炎患者多采取半卧位,使有害液体流至下腹部,以减缓腹膜对有害物质的吸收。

10.B【解析】肝圆韧带是胎儿时期的脐静脉(圆形的血管)闭锁而成。

11.B【解析】腹壁脐平面以下的浅筋膜分成两层,浅层为 Camper 筋膜(可以用谐音 cover 记忆,覆盖在浅层),和其他位置的浅筋膜类似,含大量脂肪组织,并相互延续。

12.C【解析】腹壁脐平面以下的浅筋膜分为两层,深层为Scarpa筋膜,富含弹性纤维,该层与一般的浅筋膜不一样,延续性受限,仅在内向与阴囊肉膜和会阴浅筋膜(Colles筋膜相延续),而在内侧和下方黏附,不能相通(内侧附着于白线,下方附着于腹股沟韧带下方的股部阔筋膜)。因此,临床前尿道损伤时,尿液可以通过会阴浅隙向腹前外侧壁蔓延,但是不能越过中线到对侧和进入股部。

14.C【解析】腹壁下动脉位于脐外侧襞内,自腹股沟管深环内侧的腹膜外组织内斜向内上进入腹直肌。自内侧到外侧,脐正中襞和脐内侧襞之间形成膀胱上窝;脐内侧襞和脐外侧襞间形成腹股沟内侧窝;脐外侧襞外侧则是腹股沟外侧窝。腹股沟管深环正好位于腹股沟韧带中点上方,腹壁下动脉外侧,对应腹股沟外侧窝。

15.E【解析】幼儿时期和腹股沟管解剖相关的有两种疾病:斜疝和隐睾。斜疝为腹腔内容物经深环进入腹股沟管,再经浅环突出,最终可下降入阴囊;隐睾是指睾丸未下降入阴囊,停留在下降途径的某个部位,此时,阴囊因为没有睾丸的存在而空虚。

19.C【解析】胸、腹壁皮肤的分支具有非常明显的节段性特点,每一个特殊的体表标志所在平面对应一条脊神经前支,相邻平面间隔2个节段。从上到下,胸骨角对应第2肋间神经、乳头对应第4肋间神经、剑突对应第6肋间神经、肋弓对应第8肋间神经、脐对应第10肋间神经。

20.B【解析】腹股沟管存在的主要原因是睾丸从腹腔(外侧)向阴囊(内侧)下降时穿过腹壁的不同层次所致。因此,该管存在深环和浅环两个口。深环(腹环)是从腹腔出来的位置,因此位于外侧(腹股沟中点上方),腹壁最深层的腹横筋膜(壁腹膜和腹膜外组织疏松,不用考虑)形成,穿出部位的腹横筋膜顺势包裹精索下行,形成精索内筋膜;浅环是出腹股沟管进入皮下的位置,因此位于内侧(腹股沟韧带内侧上方,也即耻骨结节外上方),腹壁最浅层的腹外斜肌腱膜形成(皮肤、浅筋膜除外)。浅环本质上就是腹外斜肌在耻骨结节外上方形成的三角形裂隙。裂隙内侧界称为内侧脚,纤维止于相对内侧的耻骨联合;外侧界称为外侧脚,纤维止于外侧的耻骨结节,外上方有脚间纤维连接两脚。

22.D【解析】腹股沟管内主要结构男性为精索,女性为子宫圆韧带。男性精索除输精管外,还有支配睾丸的动脉和静脉(很多,称为蔓状静脉丛),支配输精管的动脉和静脉,以及腹膜鞘突的残留。$T_{12} \sim L_1$的部分纤维形成4条神经,自上到下由肋下神经的皮支分布至髂结节水平;髂腹下神经的皮支分布于耻骨结节上方水平;髂腹股沟神经的终末支分布于阴囊或大阴唇皮肤;生殖股神经在腹股沟韧带上方分为股支和生殖支,股支经腹股沟韧带深面向下进入股前内侧区,生殖支经腹股沟管自浅环穿出后支配提睾肌、阴囊或大阴唇皮肤(耻骨结节下方水平)。从以上内容知道,腹股沟管内有两条神经走行,上方为髂腹股沟神经,下方为生殖股神经生殖支。腹股沟的方向为自外上向内下，因此，上方的髂腹股沟神经走行在精索内侧，下方的生殖股神经生殖支走行在精索外侧。

24.B【解析】腹腔内容物经深环、腹股沟管、浅环，斜向下进入阴囊为斜疝，深环的疝囊自腹壁下动脉外侧；腹腔内容物从腹股沟三角直接膨出为直疝，疝囊位于腹壁下动脉的内侧（腹股沟三角的外侧界为腹壁下动脉）。因此，腹壁下动脉是鉴别腹股沟斜疝和直疝的标志性动脉。

27.C【解析】腹壁不同位置的切口层次最大的不同在于肌层。外侧壁的大部分，自浅到深有腹外斜肌、腹内斜肌和腹横肌三层肌；正中经腹白线切口，没有肌层；经旁正中切口，依次经过腹直肌鞘前层、腹直肌和腹直肌鞘后层，注意在弓状线以下，没有腹直肌鞘后层，腹直肌之后为腹横筋膜；腹股沟三角区腹外斜肌形成了腱膜，而腹内斜肌和腹横肌的腱膜形成联合腱，构成腹股沟管的上壁。

28.E【解析】附脐静脉不是浅静脉，它是肝门静脉的一条属支。

40.B【解析】腹股沟疝修补术的原理是加强腹股沟管的前壁或后壁，可将腹内斜肌和腹横肌的弓状下缘及联合腱在精索之前缝于腹股沟韧带（加强前壁的Ferguson法），也可将它们在精索之后缝于腹股沟韧带或耻骨梳韧带（加强后壁的Bassini法）。

44.A【解析】腹外斜肌腱膜形成腹股沟管浅环和腹股沟韧带，后者位于髂前上棘和耻骨结节之间。腹股沟韧带内侧端一小部分由耻骨结节向下后外侧转折附着于耻骨梳，构成耻骨梳韧带（Cooper韧带），转折部分称为腔隙韧带（陷窝韧带）。

46.D【解析】腹内斜肌和腹横肌下方腱膜结合在一起，形成联合腱，又称腹股沟镰。精索自腹横筋膜穿出，进入腹股沟管，穿出处形成深环，部分腹横筋膜包裹精索并随之下行，形成精索内筋膜；部分腹内斜肌和腹横肌纤维随精索下行至睾丸，延续为菲薄的提睾肌。

52.E【解析】胃前壁的毗邻结合肝一起理解。肝很大，主要部分位于右季肋区和腹上区，左叶的一部分延伸到左季肋区（胃的位置），位于胃右侧的前方。胃前壁右侧份上部与膈相贴，下部直接与腹前壁相接触，此部移动性大，称为游离区。

53.E【解析】掌握胃短动脉的来源即可理解。胃短动脉起于脾动脉末端或其分支，故需要通过胃脾韧带到胃底。

54.C【解析】胃内容物的流动需要进过管或沟之类的结构，首先排除小网膜和肠系膜，剩下右肠系膜窦或右结肠旁沟（左侧排除）。胃位于横结肠上方，内容物顺横结肠上方、升结肠右侧（也就是右结肠旁沟）达右下腹。右肠系膜窦可以理解为肠系膜（根）和升（右）结肠之间的间隙，位于升结肠左侧。

55.B【解析】首先理解胃血管的位置：胃左、右动脉位于胃小弯，胃网膜左、右动脉位于胃大弯，胃短动脉至胃底，胃后动脉至胃后壁。然后根据腹膜的位置判断胃血管所在位置：小网膜（肝胃韧带）连在胃小弯上，因此胃左、右动脉在肝胃韧带内走行；大网膜连于胃大弯，因此胃网膜左、右动脉在大网膜内走行；胃短动脉和胃网膜左动脉发自脾动脉,因此部分走行在胃脾韧带内;胃后动脉走行在胃后网膜囊后壁腹膜后方。

57. D【解析】胃的淋巴需结合胃动脉的来源一起记忆。胃左动脉是腹腔干的直接分支,胃右动脉距离腹腔干根部也很近,因此沿动脉排列的胃左、右淋巴结输出管直接注入腹腔淋巴结。胃网膜左动脉和胃短动脉是脾动脉的分支,因此胃网膜左淋巴结和胃底小淋巴结的淋巴管应该直接注入脾淋巴结。胃网膜右动脉是胃十二指肠动脉的分支,因此胃网膜右淋巴结的输出淋巴管注入胃十二指肠结合处的淋巴结(即幽门下淋巴结)。最后,胃与食管相延续,胃的淋巴管可以经食管淋巴管、胸导管末段至左锁骨上淋巴结。

59. D【解析】迷走神经前、后干分别走行在食管前面和后面,分别在贲门前方和后方发出分支。前干发出胃前支和肝支,与腹腔干的分支类似,因此胃前支与胃左动脉伴行,肝支与肝的动脉伴行参加肝丛。后干发出胃后支和腹腔支,腹腔支在胃左动脉起始段入腹腔丛,支配腹腔大部分器官。胃前支和胃后支沿胃小弯前后向右走行,最终以"鸦爪"形分支分布于幽门部,促进胃酸的分泌。

60. A【解析】理解网膜囊和胃之间的关系。网膜囊位于小网膜和胃的后方,当胃后壁穿孔时,内容物首先局限在网膜囊,只有量很多时才会经网膜孔到大腹膜腔。

61. E【解析】胃后壁广泛粘连影响到的器官其实就是指网膜囊的毗邻结构,其中十二指肠上部可能会受影响,但是水平部位于十二指肠最下方,与网膜囊不毗邻。

64. C【解析】结合腹腔不成对脏器的血供一起记忆。对于消化管,腹腔干支配胃和十二指肠上部,肠系膜上动脉支配十二指肠下部至横结肠,肠系膜下动脉支配横结肠以下的部分。可以认为,分界都在同一个层面上,或者说横结肠所在平面正好将十二指肠(降部)分为上下两半。

66. B【解析】十二指肠水平部是腹膜后间隙内的水平走行的结构。在其后方有腹主动脉、下腔静脉、输尿管等走行,前方除毗邻小肠袢和肠系膜根外,还有肠系膜上动、静脉经过。异常情况下,动脉会压迫十二指肠导致梗阻。从肠系膜动脉来理解,它在 L_1 水平发自腹膜后隙的腹主动脉,需要向前向下才能进入腹膜腔,支配小肠等结构。向前下走行过程中正好跨过十二指肠水平部。

67. E【解析】十二指肠不同分部的毗邻关系结合胃和十二指肠的形态和位置更容易理解。胃的进口(贲门)在 T_{11} 左侧,经过大的弯曲(胃大、小弯),最后出口(幽门)在 L_1 右侧,特点是从左到右,下降2个椎体高度。十二指肠开始(上部)也就是幽门的位置,位于 L_1 右侧;向后、向下(降部位于腹膜后),转折胃十二指肠水平部是正好也是下降2个椎体高度,位于 L_3 右侧;水平部从右向左,在 L_3 左侧上升变为升部,末端位于 L_2 左侧。我们需要深刻理解十二指肠的C形,它是朝向后方的C形,即上部和升部位于前方,降部和水平部位于后方。在理解的基础上,我们知道十二指肠空肠区位于L_2左侧,因此其右侧为腹主动脉;十二指肠上部位于前方,上方与肝方叶毗邻,而不是后方的肝尾状叶;十二指肠降部和水平部位于腹膜后隙。

72. B【解析】肝门和肝十二指肠韧带内结构的位置关系大致可以理解为胆囊位于肝右半前方的胆囊窝内,因此肝左、右管或胆总管的位置最前和最右侧;肝固有动脉是从中间的腹主动脉向前发出的腹腔干的分支,然后经小网膜向右侧的肝走行,因此其位置位于最左侧;门静脉最粗,藏在两者后面。

74. C【解析】膈下间隙位于膈与横结肠之间,被肝分为肝上间隙和肝下间隙。肝上间隙被镰状韧带分为左右两个部分(即左肝上间隙和右肝上间隙),肝下间隙被肝圆韧带同样分为两个部分,为右肝下间隙和左肝下间隙,前者位于右半肝与肾之间的部分称为肝肾隐窝,位置最深,是仰卧位腹膜腔的最低点。左肝下间隙被胃和小网膜分为前、后两个部分,其中左肝下后间隙称为网膜囊,是小网膜和胃后方的扁窄腹膜间隙,前(胃和小网膜)、后(覆盖胰、左肾、左肾上腺、横结肠上的腹膜)、上(膈下腹膜)、下(大网膜前后两层的返折)、左侧(脾和脾周围韧带)均封闭,仅仅在右侧借网膜孔与大腹膜腔相通。

91. D【解析】初学者需要记住胆囊三角的构成及其内有胆囊动脉通过。在此基础上,需要理解胆囊三角是一个非常复杂的区域,大量管道集中分布在此区,需要鉴别。除边界的胆囊管、肝总管外,三角区还可能存在变异的肝右管、变异的胆囊动脉等。胆囊动脉可在此区发出肝固有动脉右支,即肝固有动脉右支也常见于此区。

93. D【解析】胆总管及其不同分段之间具有如下特点。①管壁可扩张度大;②胰腺段(第三段)被薄层胰组织覆盖,胰头癌容易压迫此段胆总管而出现梗阻性黄疸;③十二指肠壁段(第四段)斜穿十二指肠降部后内侧壁,开口于大乳头;④十二指肠壁段最细,是嵌顿的常见部位;⑤肝胰壶腹处略膨大,周围有括约肌,未进食(绝大部分时间)时,括约肌收缩,管腔闭锁,胆汁不能流出,故嵌顿最常见于此处。

95. D【解析】脾周围韧带很多。胃脾韧带内含有从脾动脉到胃的血管(胃短动脉和胃网膜左动脉);脾肾韧带为从脾门到左肾前面的双层腹膜结构,其内包含脾血管、脾淋巴结和神经丛,此外,由于胰尾末端达脾门,因此部分胰尾被脾肾韧带包裹,脾切除术处理脾肾韧带过程中,应注意不要伤及胰尾;膈脾韧带由脾肾韧带向上延伸至膈;脾结肠韧带位于脾前端和结肠左曲之间,处理该韧带时注意勿损伤结肠。

97. E【解析】胰的毗邻是难点。前方隔网膜囊与胃、横结肠等相邻;后方胰头、颈、体分别与下腔静脉、肝门静脉和腹主动脉相邻(记忆方法为动脉偏左,静脉偏右,门静脉在两者中间汇合);上缘与腹腔干和脾动脉相邻,脾动脉在胰上缘(可被部分胰包绕)从右向左,进入脾门,走行过程中发出脾支供应胰。

101. D【解析】阑尾动脉是回结肠动脉的分支,并非肠系膜上动脉的直接分支。

· 072 ·

102. C【解析】肠系膜上动脉多在第1腰椎水平起自腹主动脉前壁,跨十二指肠水平部前方,走行在肠系膜内,自左上(空肠位置)到右下(回肠位置),发出胰十二指肠下动脉。将肝门静脉的三大属支一起记,腹腔不成对脏器的血供分别来源于腹腔干、肠系膜上动脉和肠系膜下动脉,但它们的静脉回流汇合成肝门静脉,从方便汇合的角度,三条静脉主干应该相互靠拢,因此,肠系膜上静脉位于动脉(主干位于右侧,斜向右下)右侧,肠系膜下静脉位于动脉(主干位于左侧,斜向左下)左侧,脾静脉位于动脉(主干向右侧走行)下方。

103. A【解析】右结肠旁沟位于升结肠右侧,上方可以到达肝的下方,右肝下间隙(肝肾隐窝);下方可以向下至盆腔。左结肠旁沟向上在脾处,因为脾结肠韧带的阻隔,不能上行,下方同样可以到盆腔。

105. C【解析】左、右肠系膜窦位于结肠下区,肠系膜两侧,左右不相通。右肠系膜窦位于肠系膜和升结肠之间,由于下方回肠与盲肠相连阻碍流通,因此炎性液体局限。左肠系膜窦位于肠系膜和降结肠、乙状结肠之间,可顺结肠向下入盆腔。

107. D【解析】盲肠是大肠起始的膨大,粗而短,位于右下腹(髂窝),故其左侧(内侧壁)有回肠开口(回盲瓣),再在其后为阑尾开口,即阑尾开口于盲肠的后内侧壁。阑尾为蚓状,移动性大,故阑尾及相邻的盲肠为腹膜内位器官。消化管上方与食管相连,相对固定,儿童随着年龄的增长,消化能力增强,消化管和消化腺增大,因此只能逐渐向下移动(即小儿盲肠的位置较成人高)。

110. A【解析】肝主要位于右季肋区和腹上区,胃主要位于左季肋区和腹上区,脾位于左季肋区,离胃底很近。结肠左曲和右曲可以看成是横结肠的两端,位于胃的下方,因为结肠右曲上方有肝,因此较左曲位置低。结肠左曲位于腹膜腔内,后方与腹膜后间隙内的胰尾、肾等相邻;结肠左曲前方为胃结肠韧带和肋弓,因此有肿瘤时不易扪及。脾的位置较高,两者不相邻,或者说位于左曲的上方。

118. A【解析】中结肠动脉主要供应横结肠,因此走行在横结肠系膜内。

119. C【解析】肠系膜上动脉在L_1高度起于腹主动脉,在肠系膜内顺系膜根从左上向右下走行。分支有两类,一是左侧发出12~18条(很多,符合小肠袢的特点)空、回肠动脉;右侧发出其他动脉,包括胰十二指肠下动脉、回结肠动脉、右结肠动脉、中结肠动脉。

125. E【解析】腹膜后隙向下与盆腔的腹膜后隙相通,向上至膈并经膈肌缺损(腰肋三角)与后纵隔相通。

126. D【解析】左、右肾上方均与肾上腺相邻,下方为肾盂和输尿管;内侧与主要血管的分布有关,左肾内侧为腹主动脉,右肾为下腔静脉(动脉偏左,静脉偏右);后方,12肋以上与膈和胸膜腔相邻,12肋以下与肋间神经、血管、腰大肌及周围神经(生殖股神经、髂腹下神经、髂腹股沟神经)相邻;前方,左肾与胃、胰、空肠袢、结肠左曲相邻,右肾与肝右叶、十二指肠降部、结肠右曲相邻。

128. A【解析】进出肾蒂的三大结构为肾动脉、肾静脉和肾盂,肾盂位于最后、最下(水往下流),剩下的前后关系为肾静脉和肾动脉(与膈肌裂孔中主动脉裂孔和腔静脉裂孔的关系相同),上下关系为肾动脉和肾静脉。右肾动脉较左侧长和高。

129. D【解析】病例分析的关键在于左肾上部的毗邻关系。从损伤结构的严重性看,可能有腹主动脉(内侧)、肾上腺(上方)、胸膜和肺(后方),结合患者呼吸急促等表现,最可能是出现气胸。

132. D【解析】肾门的体表投影位于第12肋与竖脊肌外缘的夹角处。因为肝的存在,右肾比左肾低,故第12肋斜过左肾后面中部、右肾后面上部。左肾上端平第11胸椎体下缘,则右肾上端稍低,位于第12胸椎体上缘;下端类似,其中左肾平第2腰椎体下缘,右肾平第3腰椎体上缘。

134. B【解析】左、右肾上腺内侧的毗邻与肾相同,左为腹主动脉,右为下腔静脉。肾上腺的血供丰富,有三个来源:肾上腺中动脉粗大,直接发自腹主动脉;肾上腺下动脉为肾动脉的一个分支;肾上腺上动脉为很多细支,发自膈下动脉。肾上腺后方均为膈,左肾上腺前方为胃,右肾上腺前方为肝。可以理解为胃的舒张、收缩使得肾上腺的形状逐渐光滑,由三角形(右侧)变成半圆形(半月形,左侧)。

138. C【解析】交感干神经节位于脊柱的两侧,比椎骨的数目少,因此腰交感干神经节的数目为3到4个。交感干的位置很深,走行在深筋膜、下腔静脉、髂总静脉之后,脊柱和腰大肌之间。由于腹主动脉居中稍偏左,下腔静脉偏右侧,因此左交感干位于腹主动脉左侧,右交感干位于下腔静脉后方。左、右腰交感干之间有横向的交通支。

139. A【解析】乳糜池是胸导管的起始部,即应该位于胸腹交界处(第1腰椎前方),由膈肌以下下半身的淋巴管汇合而成,这些淋巴管汇合成三条淋巴干,即左、右腰干和肠干,肠管是腹腔不成对脏器,因此是单一的淋巴干。

二、名词解释

1. 半月线:又称腹直肌线,是沿腹直肌外侧缘的弧形线。右侧半月线与肋弓相交处为胆囊底的体表投影,称 Murphys 点。

2. 腹膜:是一层浆膜,由间皮和结缔组织构成,分壁层和脏层,前者指衬于腹腔内面、盆腔内面的部分,后者指覆盖于腹、盆腔脏器表面的部分。

3. 腹膜腔:壁腹膜和脏腹膜之间互相移行,共同围成一个潜在性的不规则腔隙,称为腹膜腔,内有少量浆液,有润滑和减少脏器运动时相互摩擦的作用。

4. 半环线(弓状线):位于脐以下 4~5cm 处,此处开始腹直肌鞘后层转至前层,而缺乏后层结构,仅为腹横筋膜。腹直肌鞘后层的下缘呈一凹向下的弓状游离缘称为弓状线。

5. 腹白线:位于腹前壁正中线,脐以上明显。由两侧的腹外斜肌、腹内斜肌和腹横肌的腱膜在正中线互相交织而成。

6. 腹直肌鞘:为包裹腹直肌的纤维结缔组织,分为前层和后层,前层由腹外斜肌腱膜和腹内斜肌腱膜的前层组成；后层由腹横肌腱膜和腹内斜肌腱膜的后层组成。

7. 联合腱(腹股沟镰)：位于腹直肌的外侧缘、精索后方，由腹内斜肌腱膜和腹横肌腱膜互相融合而成。

8. 皮下环(浅环)：为腹外斜肌腱膜在耻骨结节外上方形成的一个三角形裂隙，为腹股沟管的外口。

9. Hesselbach 三角(腹股沟三角)：为腹前外侧壁的一个薄弱部位，位于腹股沟韧带(下界)、腹壁下动脉(外侧界)和腹直肌外侧缘(内侧界)之间。疝囊经腹股沟三角突出者称为腹股沟直疝。

10. 腹股沟管：腹股沟管为腹前外侧壁的一个由肌肉和筋膜形成的潜在性裂隙，位于腹股沟韧带内侧半上方，男性有精索通过，女性有子宫圆韧带通过。

11. 腹股沟管深环(腹环)：或称内口，为腹横筋膜上的一个卵圆形裂隙，体表投影位于腹股沟韧带中点上方1.5cm处。

12. 胃床：胃后壁隔以网膜囊与胰、左肾、左肾上腺和脾相邻，胃下后方有横结肠及其系膜。这些结构承托了胃，称为胃床。

13. Oddi 括约肌(肝胰壶腹括约肌)：为存在于肝胰壶腹、胆总管末端和胰管末端的括约肌，有控制胆汁和胰液排出的作用。

14. Treitz 韧带(十二指肠悬肌,十二指肠悬韧带)：为连于十二指肠空肠曲与右膈脚之间的腹膜皱襞。有悬吊固定十二指肠末端(空肠曲)的作用，也是手术时用以确定空肠起始端的标志。

15. 肝裸区：冠状韧带上、下两层之间有一定距离，这部分肝脏因无腹膜被覆故名肝裸区。此处肝的被膜直接与膈下筋膜相接。

16. 肝肾隐窝：肝肾隐窝位于右肝下间隙后上部，是平卧时腹膜腔的最低部位。

17. 网膜囊：位于小网膜和胃后方，为小网膜、胃后壁及腹后壁的腹膜形成的扁窄间隙，属于左肝下后间隙。

18. Calot 三角(肝胆三角)：由胆囊管、肝总管和肝下面围成的区域，胆囊动脉由此经过。

19. 肝胰壶腹：位于胰头与十二指肠降部之间，为胆总管末端与胰管末端汇合后的膨大处，开口于十二指肠腔。

20. 肠系膜窦：横结肠及其系膜与升、降结肠间的区域被小肠系膜根分为左、右两个间隙。右侧者叫右肠系膜窦，呈三角形，周界几乎封闭；左侧者叫左肠系膜窦，呈向下开口的斜方形。

21. 系膜三角：肠系膜系膜缘处的肠壁与两层膜围成一个三角形间隙，叫作系膜三角。空、回肠的血管、淋巴管和神经在肠的系膜缘处进出肠壁。因三角处肠壁无浆膜，不易愈合，故行小肠切除吻合术时，应妥善缝合，以免形成肠瘘。

22. 肠系膜：空、回肠均由小肠系膜系于腹后壁。系膜肠缘与空、回肠全长长度一致。由于肠系膜根与肠缘的长度差异甚大，故肠系膜形成许多皱襞。系膜的两层间有小肠血管及其分支、淋巴管和神经走行。

23. 肠系膜根：空、回肠均由小肠系膜系于腹后壁。小肠系膜在腹后壁的附着处称肠系膜根，从第2腰椎左侧斜向右下，止于右骶髂关节前方，长约15cm。

24. 腹膜后隙：腹后壁腹膜壁层与腹后壁的腹内筋膜之间的间隙，间隙内充以大量疏松结缔组织,主要结构包括肾、肾上腺、输尿管、腹主动脉及其分支、下腔静脉及其属支、腰交感干、腰丛等。

25. 肾蒂:进出肾门的诸结构为结缔组织所包绕,叫做肾蒂。从前向后依次是肾静脉、肾动脉、肾盂;从上向下为肾动脉、肾静脉、肾盂。

26. 肾门:为肾内侧缘的中部陷凹,有肾静脉、肾动脉、肾盂、神经和淋巴管等进出,称之为肾门。肾门的体表投影位于竖脊肌外侧缘与第12肋下缘的夹角处。

27. 肾窦:由肾实质围成的腔隙部分称肾窦,为肾静脉及其属支、肾动脉及其分支、肾盂、肾大盏、肾小盏、神经、淋巴等所占据,中间充填以脂肪组织。

28. 肾段:每一段动脉供给的肾实质区域,称为肾段。每侧肾段有5个,即上段、上前段、下前段、下段和后段。肾段的存在为肾局限性病变的定位及手术提供了解剖学基础。

29. 肾角:又称脊肋角,位于第12肋下缘与竖脊肌外缘的交角处。肾病变时,此处常有压痛或叩击痛。

30. 乳糜池:为胸导管的起始部,位于第1腰椎体前方,腹主动脉的右后方。左、右腰干和肠干汇入乳糜池。

31. 腰交感干:由3或4个神经节和节间支构成,位于脊柱与腰大肌之间,表面被深筋膜覆盖,上、下分别连胸交感干和骶交感干。

三、填空题

1. 两侧肋弓下缘(相当于第10肋)的连线 两侧髂前上棘或髂结节的连线 左、右半月线(腹直肌外侧缘)或腹股沟中点 腹上区 左、右季肋区 脐区 左、右外侧区(腰区) 腹下区 左、右髂区(腹股沟区)

2. 左季肋 腹上 右季肋 腹上部 左季肋 右髂 左髂

3. 横结肠 横结肠系膜 肝 胆 胃 脾 十二指肠上部 空肠 回肠 盲肠 阑尾 结肠 肝肾隐窝 网膜囊 小网膜

4. 皮肤 浅筋膜 腹白线 腹横筋膜 腹膜外组织 腹膜壁层 Camper筋膜 Scarpa筋膜 腹外斜肌腱膜 腹内斜肌 腹横肌 腹横筋膜 腹膜外组织 腹膜壁层 髂腹下神经 髂腹股沟神经

5. 腹外斜肌腱膜 腹内斜肌 腹横筋膜 联合腱(或腹股沟镰) 腹内斜肌和腹横肌的弓状下缘 腹股沟韧带 腹股沟管浅环(皮下环) 腹外斜肌腱膜 深环(腹环) 腹横筋膜 精索 子宫圆韧带

6. 腹壁下动脉 腹直肌外侧缘 腹股沟韧带 Camper Scarpa 腹外斜肌腱膜 腹内斜肌腱膜 腹横肌腱膜 联合腱(腹股沟镰) 腹横筋膜 腹壁下动脉 直 斜

7. 深环 腹股沟管 浅环 腹股沟三角 浅环 髂腹股沟神经 髂腹下神经

8. 脐尿管索 脐动脉索 腹壁下动、静脉 膀胱上窝 腹股沟内侧窝 腹股沟外侧窝

9. 腹股沟韧带 陷窝韧带 耻骨梳韧带 反转韧带 皮下环

10. 前 后 腹外斜肌腱膜 腹内斜肌腱膜的前层 腹内斜肌腱膜的后层 腹横肌腱膜 腹横筋膜 浅筋膜 腹直肌鞘前层 腹直肌 腹直肌鞘后层 腹横筋膜 腹膜外组织 腹膜壁层

11. 腹外斜肌腱膜　腹内斜肌腱膜前层　腹内斜肌腱膜后层　腹横肌腱膜　腹内斜肌腱膜　腹横肌腱膜　腹横筋膜
12. 左半肝　腹前壁　膈　胰　脾　左肾　左肾上腺　横结肠　胃床　第11胸椎左侧　第1腰椎下缘右侧
13. 胃大弯　横结肠　大网膜　中结肠动脉
14. 胃前支　肝支　胃后支　腹腔支　肝支　腹腔支　"鸦爪"形分支
15. 腹腔干　肝固有动脉　胃十二指肠动脉　胃短动脉　胃网膜左动脉　胃后动脉
16. 十二指肠降部　后内侧　胆总管　胰管　十二指肠纵襞　左上　副胰管
17. 肝固有动脉　肝总管　肝门静脉　肝总管　肝固有动脉
18. 肝上间隙　肝下间隙　右肝上间隙　左肝上间隙　右肝下间隙（肝肾隐窝）　左肝下前间隙　左肝下后间隙（网膜囊）
19. 肝十二指肠韧带　下腔静脉表面腹膜　肝尾状叶　十二指肠上部　网膜囊　网膜孔　肝肾隐窝　右髂窝　盆腔
20. 胆囊管　肝总管　肝下面　胆囊动脉
21. 网膜囊　胃后壁　胆总管　下腔静脉　右肾静脉　肠系膜上静脉　腹腔干　腹腔神经丛
22. 盲肠　阑尾　结肠　直肠　肛管　结肠　升结肠　横结肠　降结肠　乙状结肠
23. 空肠　回肠　横结肠　乙状结肠　阑尾　结肠带　结肠袋　肠脂垂　三条结肠带汇聚处
24. 胃网膜左　胃网膜右　脾　胃十二指肠　肝胃韧带　肝十二指肠韧带

胃左、右动脉　胆总管　肝固有动脉　肝门静脉
25. 胸廓内动脉　髂外动脉　肠系膜下动脉　髂内动脉　胃十二指肠动脉　肠系膜上动脉
26. 肾　输尿管　肾上腺　腹部大血管　腰肋三角　后纵隔　盆腔腹膜后隙
27. 膈下动脉　腰动脉　骶正中动脉　肾上腺中动脉　肾动脉　睾丸（卵巢）动脉　腹腔干　肠系膜上动脉　肠系膜下动脉
28. 肾静脉　肾动脉　肾盂　肾动脉　肾静脉　肾盂
29. 第1腰椎　腹主动脉　下腔静脉　左腰干　右腰干　肠干
30. 腰交感干神经节　节间支　脊柱　两侧腰大肌
31. 肾筋膜　肾脂肪囊　肾纤维膜
32. 肋下神经　髂腹下神经　髂腹股沟神经
33. 髂腹下神经　髂腹股沟神经　股外侧皮神经　股神经　肌腔隙　股前　闭孔　闭膜管　股内侧　生殖股

四、简答题

1. 简述腹部主要体表标志。

答　骨性标志主要有剑突、肋弓、髂前上棘、髂结节、髂嵴、耻骨联合上缘和耻骨结节等。两侧髂嵴最高点的连线平对第4腰椎棘突，是腰椎穿刺的定位标志；髂嵴是骨髓穿刺的常用部位。软组织标志主要有白线、半月线、腹股沟韧带和腹直肌腱划等。

2. 简述男女性腹膜腔的区别。

答　腹膜属于浆膜，依其覆盖的部位不同可分为壁腹膜和脏腹膜。壁腹膜和

脏腹膜之间互相移行,共同围成一个潜在性的不规则腔隙,称为腹膜腔。男性腹膜腔是一个完全封闭的囊,与外界不通,女性腹膜腔借输卵管腹腔口经输卵管、子宫和阴道与外界相通。

3. **简述腹前外侧壁的浅层结构。**

   答 从浅到深依次有皮肤、浅筋膜(脐以下分为浅层的 Camper 筋膜和深层的 Scarpa 筋膜)、肌层(腹直肌、腹外斜肌、腹内斜肌、腹横肌)、腹横筋膜、腹膜外组织和壁腹膜。

4. **经腹直肌的腹部手术切口,由浅入深经过哪些层次?需注意什么结构?**

   答 皮肤→浅筋膜(Camper 筋膜和 Scarpa 筋膜)→腹直肌鞘前层→腹直肌→腹直肌鞘后层→腹横筋膜→腹膜外组织→腹膜壁层。应注意腹直肌鞘后层内的腹壁上、下血管。

5. **下腹部的阑尾切口,由浅入深经过哪些层次?需注意保护什么结构?**

   答 皮肤→浅筋膜(Camper 筋膜和 Scarpa 筋膜)→腹外斜肌腱膜→腹内斜肌→腹横肌→腹横筋膜→腹膜外组织→腹膜壁层。注意勿损伤腹内斜肌与腹横肌之间的髂腹下神经和髂腹股沟神经。

6. **简述胃的动脉供应。**

   答 胃的血供丰富,大部分来自腹腔干。胃上动脉弓:胃左动脉和胃右动脉沿胃小弯吻合而成;胃下动脉弓:胃网膜左动脉和胃网膜右动脉沿胃大弯吻合而成;胃短动脉供应胃底部。胃后动脉:出现率72%,供应胃后壁的上部。胃左动脉由腹腔干发出,胃右动脉由肝总动脉或肝固有动脉发出,二者在肝胃韧带两层间沿胃小弯走行吻合成动脉弓,分支营养胃小弯附近的胃壁;胃网膜左动脉、胃短动脉和胃后动脉均发自脾动脉,胃网膜右动脉由胃十二指肠动脉发出,胃网膜左、右动脉在大网膜两层之间沿胃大弯走行并吻合成动脉弓,分支营养胃大弯附近的胃壁。

7. **试述十二指肠的血液供应。**

   答 动脉主要来自胰十二指肠上前、后、下动脉所形成的胰十二指肠前、后动脉弓,此外还由胃十二指肠动脉发出的十二指肠上动脉、十二指肠后动脉、胃网膜右动脉的上行返支、胃右动脉的小支供给。静脉汇入胰十二指肠上前和上后静脉,前者经胃网膜右静脉,注入肠系膜上静脉,后者则于胆总管左侧直接汇入肝门静脉,故于此处手术暴露胆总管时,应予注意。

8. **胃后壁的溃疡穿孔,胃内容物可通过什么途径到达什么部位?**

   答 胃后壁穿孔→网膜囊→网膜孔→肝肾隐窝→右结肠旁沟→右髂窝→盆腔。

9. **简述胆总管的分段和毗邻。**

   答 胆总管是由胆囊管和肝总管组成,按其与十二指肠的位置分为四段。①十二指肠上段(第一段):在肝十二指肠韧带内,沿其右缘走行,自胆总管起始部至十二指肠上缘为止;②十二指肠后段(第二段):在十二指肠上部的后面,向内下方行于下腔静脉的前方;③胰腺段(第三段):此段上部多由胰头后方经过,下部多被一薄层胰腺组织所覆盖,位于胆总管沟中;④十二指肠壁段(第四段):斜穿十二指肠降部中段的后内侧壁,与胰管汇合成膨大的肝胰壶腹,共同开口于十二指肠大乳头。

10. 简述门、腔静脉间有哪些侧支循环途径。

答 肝门静脉与上、下腔静脉间的侧支循环途径主要有4处：①属于肝门静脉系统的胃左静脉通过食管下段的静脉丛与属于上腔静脉系统的奇静脉相交通。②属于肝门静脉系统的直肠上静脉通过直肠静脉丛与属于下腔静脉系统的直肠下静脉相交通。③属于肝门静脉系统的附脐静脉通过腹壁脐周静脉网与属于上腔静脉系统的胸腹壁静脉和腹壁上静脉或与属于下腔静脉系统的腹壁浅静脉和腹壁下静脉相交通。④通过椎内外静脉丛形成腹后壁前面的肝门静脉系统的小静脉与上、下腔静脉系统的肋间后静脉和腰静脉相交通。

11. 试分析化脓性阑尾炎可引起肝脓肿的原因。

答 此与阑尾静脉血流方向有关,阑尾静脉经由回结肠静脉、肠系膜上静脉汇入肝门静脉。因此,化脓性阑尾炎时细菌可随静脉血流入肝,引起肝脓肿。

12. 试述结肠上、下区的脏器主要有哪些?

答 结肠上区主要有肝、胆囊、胃、十二指肠上部、脾、肝外胆道等。结肠下区的脏器主要有空肠、回肠、盲肠、阑尾、结肠等。

13. 简述空肠和回肠形态结构上的区别。

答 空肠和回肠位于横结肠及其系膜下方由结肠所围成的框圈内。二者无明显分界。一般认为空肠占近侧的2/5部,盘曲于结肠下区的左上部;回肠占远侧的3/5部,位于结肠下区的右下部。空肠壁厚,肠腔管径较大,血管较丰富,活体色泽较红;回肠壁薄,肠腔管径较细,血管较少,色泽较浅。

14. 何谓腹膜后隙?主要有哪些器官位于腹膜后隙?腹膜后隙的感染向上、向下经过何结构蔓延到何处?

答 腹后壁的壁腹膜与腹后壁的腹内筋膜之间的间隙称之腹膜后隙。腹膜后隙内的主要器官有肾、肾上腺、输尿管及腹部的大血管、神经、淋巴等。其上经腰肋三角通后纵隔,向下通盆腔的腹膜后隙。

15. 肾固定装置有哪些?

答 肾脏被膜有纤维囊、脂肪囊和肾筋膜,肾的位置主要由肾筋膜、肾周脂肪和肾血管支持并维持。

16. 简述输尿管腹部的结构特点,为何其手术应在外侧进行?

答 输尿管腹部在腹膜后沿腰大肌前面下降,睾丸(卵巢)血管在腰大肌中点稍下方跨过它的前方。下行至小骨盆上口处,跨过髂总动脉(左)或髂外动脉(右)的前方,继而沿骨盆侧壁下行,开口于膀胱。右输尿管腹部前邻十二指肠降部和回肠末段,在右髂窝与阑尾相邻;左侧者前邻十二指肠空肠曲、左结肠血管,在左髂窝处有乙状结肠及其系膜根越过。输尿管腹部的血供是来自其内侧的肾动脉、肾下极动脉、睾丸(卵巢)动脉、腹主动脉、第1腰动脉、髂总动脉和髂内动脉等,而盆段输尿管的血供来自其外侧的膀胱上、下动脉和子宫动脉。为避免损伤其来源动脉,故腹、盆段输尿管手术应分别在其外、内侧进行。

17. 简述睾丸静脉流注特点。解释精索静脉曲张左侧多见的原因。

答 睾丸静脉起自蔓状静脉丛，右侧斜行注入下腔静脉，左侧几乎垂直上升汇入左肾静脉。左侧精索静脉曲张多见的原因为：①左侧睾丸静脉血液流经左肾静脉注入下腔静脉，流程较长；②左侧睾丸静脉垂直上升汇入左肾静脉，回流阻力较大；③上行过程中有乙状结肠跨过，易受其压迫；④左肾静脉回流受阻亦可累及左睾丸静脉；⑤肾癌的癌栓经左肾静脉时，如阻塞左睾丸静脉的入口，亦可引起继发性精索静脉曲张。

18. 为何左侧肾、睾丸（卵巢）病变转移至脑或脑膜？

答 左侧肾静脉约有半数以上与左侧腰升静脉相连，经腰静脉向内经椎间孔与椎管静脉丛相通，再向上经脊髓前、后静脉与颅内的大脑静脉及颅内静脉窦如硬脑膜静脉窦相交通，故来自睾丸或卵巢的病变经左侧睾丸（卵巢）静脉至左肾静脉，通过上述交通途径可达脑或脑膜。

五、论述题

1. 试述腹膜与腹、盆腔脏器的不同位置关系，并举例说明。

答 据脏器表面被覆腹膜的情况不同，将腹、盆腔脏器分为三种类型。①腹膜内位器官：这些脏器表面都有腹膜覆盖，如胃、十二指肠上部、空肠、回肠、盲肠、阑尾、横结肠、乙状结肠、脾、卵巢和输卵管等，这类器官借系膜或韧带连于腹后壁，活动性较大；②腹膜间位器官：脏器的大部分或三面，或者表面一半以上均为腹膜所覆盖者，如肝、胆囊、升结肠、降结肠、直肠上段、子宫、膀胱等；③腹膜外位器官：器官仅有一面被有腹膜者，由于这些器官大多位于腹膜后隙，仅前面被覆腹膜，故又称腹膜后位器官，如肾、肾上腺、输尿管、十二指肠降部、水平部和升部，直肠中、下段及胰腺等。了解脏器和腹膜的关系，在外科手术中可根据情况选择最佳的手术入路，如对腹膜外位器官，可经腹后壁进行手术，如肾切除，不必打开腹膜腔，可以避免腹膜腔的感染和脏器的粘连。

2. 试述 McBurney 切口、腹正中切口、旁正中切口和右肋弓下斜切口的层次结构特点。

答 腹外侧壁有典型的 8 层结构（皮肤、浅筋膜、腹外斜肌、腹内斜肌、腹横肌、腹横筋膜、腹膜外脂肪、壁腹膜）。在阑尾切口（McBurney 切口）的特点：腹外斜肌变为腹外斜肌腱膜。腹正中切口的层次为皮肤、浅筋膜、白线、腹横筋膜、腹膜外脂肪、壁腹膜，但缺乏肌层。旁正中切口，即前正中线侧方旁开 1～2cm 的纵向切口，其层次结构为皮肤、浅筋膜、腹直肌鞘前层、腹直肌、腹直肌鞘后层、腹横筋膜、腹膜外脂肪和壁腹膜。右肋弓下斜切口：在腹前壁所切结构同旁正中切口，在腹侧壁横切口即典型的 8 层结构。

3. 试述什么是腹股沟直疝、斜疝和股疝。

答 脐以下腹前外侧壁的腹膜形成 5 条纵行皱襞，最外侧是脐外侧襞，其内、外侧分别是腹股沟内侧窝和外侧窝，是腹前壁的薄弱区，腹腔内容物由其突出而分别形成腹股沟直疝和斜疝。若腹腔脏器顶推腹股沟外侧窝腹膜,经深环、腹股沟管、浅环,最后进入阴囊者,为腹股沟斜疝。腹股沟直疝是腹腔脏器顶推腹股沟内侧窝腹膜,经腹壁下动脉内侧,向前从腹股沟三角外突,致此区腹壁整个膨出。若脏器经股环、股管、隐静脉裂孔脱出至大腿根部皮下,则是股疝。

4. 试述睾丸下降与腹股沟疝、隐睾的关系。

答 (1)睾丸下降:在胚胎早期,睾丸位于脊柱的两侧,居于腹后壁腹膜和腹横筋膜之间。睾丸尾侧端生有胚性结缔组织构成的睾丸引带。随着胚胎的生长睾丸引带相对缩短而牵引睾丸逐渐向下移位,至胚胎第3个月时睾丸下降到髂窝内,7个月时下降到腹股沟管深环处,一般在出生前后降入阴囊内。

(2)腹股沟疝:腹股沟区由于先天性鞘膜和后天腹部肌肉组织发育薄弱等内因,加以腹压增加等外因,使腹腔内容(如肠袢、大网膜等)经薄弱的腹壁脱出而构成腹股沟疝。其中经腹股沟三角直对腹股沟浅环突出者叫腹股沟直疝。经腹股沟管深环、腹股沟管、腹股沟管浅环突出者叫做腹股沟斜疝。

(3)隐睾:发生过程中由于某种因素的影响睾丸停留于腹后壁或下降的中途,称为隐睾症。

5. 腹股沟直、斜疝的疝囊各通过哪些路径达到阴囊或大阴唇皮下?鉴别腹股沟斜疝和直疝的解剖学依据有哪些?

答 腹股沟斜疝通过腹环→腹股沟管→皮下环→阴囊或大阴唇皮下。

腹股沟直疝通过腹股沟三角(Hesselbach三角)→皮下环→阴囊或大阴唇皮下。

斜疝的解剖特点是从腹壁下动脉外侧由深环脱出,通过腹股沟管全程,出浅环入阴囊,包在精索的三层被膜内,疝囊颈明显。

直疝的特点是从腹壁下动脉的内侧,腹股沟管的后壁顶出,通过腹股沟三角而未经深环,故疝囊在精索被膜之外,而无明显的疝囊颈。

6. 试述胃的位置、毗邻和胃周韧带。

答 (1)位置:胃属结肠上区器官,中等充盈的胃大部分位于左季肋区,小部分位于腹上区。贲门和幽门的位置较固定,贲门位于第11胸椎左侧,幽门在第1腰椎右侧。胃大弯的位置随体位、呼吸及胃充盈的情况而异。

(2)毗邻:胃前壁右侧部为肝左叶下面所遮盖。胃前壁左上方紧邻膈,胃前壁左下方在剑突下方左、右肋弓之间下直接与腹前壁接触,是胃的触诊部位。胃后壁隔网膜囊与众多器官相邻接,由下向上依次是横结肠及其系膜、胰、左肾和左肾上腺、脾等,这些器官构成胃床。

(3)胃周韧带和腹膜:①大网膜由胃大弯下垂,再反折向上附于横结肠,因此有前、后两叶,共4层腹膜,呈围裙状遮于横结肠和小肠的前方。其中前两层自胃大弯下降连至横结肠,称胃结肠韧带。②小网膜是连于膈、肝静脉韧带裂和肝门与胃小弯、十二指肠上部之间的双层腹膜结构,呈冠状位。小网膜的左侧部为肝胃韧带,连接肝门和胃小弯,也是双层腹膜结构,内含胃左、右动静脉、胃上淋巴结和胃的神经等。右侧部为肝十二指肠韧带,连接肝门和十二指肠上部。③胃脾韧带：为从胃大弯左侧部连于脾门的双层腹膜结构，内有胃短血管，为脾动脉向胃底的分支。④胃胰韧带：是由胃幽门窦后壁至胰头、胰颈及胰颈与胰体移行部的腹膜皱襞。施行胃切除术时，需将此韧带切开并进行钝性剥离，才能游离出幽门与十二指肠上部的近侧份。⑤胃膈韧带：由胃大弯上部胃底后面连至膈下。全胃切除术时，先切断此韧带才可游离胃贲门部和食管。

7. 试述肝周围有哪些韧带，各韧带内有何结构。

答 肝周围的韧带主要是由包覆肝表面的脏腹膜与膈下及腹前壁内面的壁腹膜或与其他器官表面的脏腹膜相互移行而形成的。

在肝脏面，有双层腹膜构成的肝胃韧带和肝十二指肠韧带，合称小网膜。①肝胃韧带：小网膜的左侧部分，由肝门连至胃小弯，内有胃左动脉和胃右动脉沿胃小弯经行；②肝十二指肠韧带：小网膜的右侧部分，由肝门连至十二指肠上部，其右缘游离，内含胆总管、肝固有动脉和肝门静脉等结构。

在肝的膈面有冠状韧带、左三角韧带、右三角韧带及镰状韧带。①冠状韧带：由膈下面的腹膜连于肝的膈面构成的双层腹膜结构，呈冠状位，其上、下两层之间有一定距离，这部分肝脏因无腹膜被覆，称为肝裸区；②左、右三角韧带：为冠状韧带的前、后层在左、右两端互相靠近叠合所形成，左三角韧带变异较多，通常含有肝纤维附件，为新生儿特有的肝残留物；③镰状韧带：侧面观呈镰刀状，是自肝膈面移行至膈下面及腹前壁内面的双层腹膜结构，呈矢状位，起于脐以上的腹前壁正中线稍偏右侧，与膈下面的壁腹膜连于肝的膈面，借之将肝从外形上分为左、右两叶。

8. 试述第一肝门、第二肝门和第三肝门的位置，出入第一肝门的主要结构有哪些。位置关系如何。

答 肝的脏面较凹陷，有左纵沟（由静脉韧带裂和肝圆韧带裂组成）、右纵沟（由腔静脉沟和胆囊窝组成）和介于两者之间的横沟，三条沟呈"H"形。横沟有肝左、右管，肝门静脉左、右支及肝固有动脉左、右支，淋巴管，神经等出入，称肝门或第一肝门。这些进出肝门的结构，周围由结缔组织包绕，称肝蒂，走行于肝十二指肠韧带内，在肝门处诸结构的排列顺序自前向后依次为肝左、右管，肝固有动脉左、右支，肝门静脉左、右支。此外，肝左、右管的汇合点最高，紧贴横沟；肝门静脉的分叉点稍低，距横沟稍远；而肝固有动脉的分叉点最低，一般相当于胆囊管与肝总管汇合部的水平。在肝十二指肠韧带内，胆总管位于肝门静脉右前方、肝固有动脉的右侧。

在膈面腔静脉沟的上部，肝左、中、右静脉出肝处称第二肝门。在腔静脉沟下部，肝右后下静脉和尾状叶静脉出肝处称第三肝门。

9. 试述膈下间隙如何划分，网膜囊、肝下间隙的位置和意义。

答 膈下间隙介于膈与横结肠及其系膜之间，被肝分为肝上、下间隙。

肝上间隙被镰状韧带分为右肝上间隙和左肝上间隙，左肝上间隙又被左三角韧带分为左肝上前间隙和左肝上后间隙。此外，冠状韧带前后层间的肝裸区与膈下筋膜间充以疏松结缔组织，叫作膈下腹膜外间隙。

肝下间隙借肝圆韧带划分为右肝下间隙（肝肾陷窝）和左肝下间隙。左肝下间隙又可被胃及小网膜分为左肝下前间隙和左肝下后间隙。上述七个间隙发生的脓肿统称为膈下脓肿，但以右肝上、下间隙脓肿多见。

左肝下后间隙即网膜囊，是右侧体腔的遗迹，由于肠的旋转和肝脏的分化，使得网膜囊位于胃的后方。胃后壁穿孔或胰腺炎能在网膜囊形成脓肿，再通过网膜孔引起右肝下间隙继发性感染。

10. 用解剖学知识解释胰头癌时患者出现的黄疸、腹水、下肢水肿和肠梗阻等症状。

答 胰头为胰右端膨大的部分，下部向左后方突起称钩突。其前面为腹后壁的壁腹膜所遮盖，为位居腹膜后隙的腹膜外位器官。胰头被十二指肠从上方、右侧和下方呈"C"形凹槽所环抱，并紧贴十二指肠壁，胰头向左侧延续为胰体；胰头在第2腰椎右侧，胰头后面与十二指肠降部之间有胆总管下行，并与下腔静脉为邻，在胰头与胰体交界处的后方，肠系膜上静脉与脾静脉合成肝门静脉，后者向右上行于胰头之后；胰头前面隔网膜囊与胃相邻，并有横结肠系膜根横过。故胰头部肿瘤可压迫十二指肠而引起梗阻；后方有下腔静脉、肝门静脉起始部和胆总管，故胰头部肿瘤压迫下腔静脉或肝门静脉，影响其血液回流，可分别引起下肢水肿和腹水，若压迫胆总管，可影响胆汁排出，发生阻塞性黄疸。

11. 试述结肠的分部、位置及毗邻，为何结肠左曲肿瘤触诊往往不易发现？

答 结肠按其行程结肠可分为4部：

（1）升结肠是盲肠向上的延续，经腰方肌和右肾前方至肝右叶下方转向左行，移行于横结肠，形成的弯曲称结肠右曲。全长12～20cm。升结肠后面以疏松结缔组织连于腹后壁，属腹膜间位器官。内侧是右肠系膜窦及回肠袢，外侧为右结肠旁沟，上通肝肾隐窝，下通右髂窝。结肠右曲后面贴邻右肾，内侧稍上方与十二指肠相邻，前上方有肝右叶与胆囊。

（2）横结肠自结肠右曲至脾前方折转向下移行于降结肠，折转处称为结肠左曲，长40～50cm。全长均借横结肠系膜系于腹后壁，其两端较固定，中部系膜较长，活动度大。一般在脐平面以上，但有时可垂至下腹部甚至入骨盆腔。上方与肝、胃相邻，下方与空、回肠相邻。

（3）降结肠自结肠左曲起始，经左肾外侧缘和腰方肌前方下降，至髂嵴处移行于乙状结肠，长25～30cm，属于腹膜间位器官。内侧邻左肠系膜窦及空肠袢，外侧为左结肠旁沟。由于左膈结肠韧带的存在，此沟积液只能向下流入盆腔。

（4）乙状结肠在髂嵴处续于降结肠，呈S形弯曲，至第3骶椎高度移行于直肠，借乙状结肠系膜系于左髂窝，属腹膜内位器官，活动度大，其长度和形态个体间差异甚大。系膜过长，有时可导致乙状结肠扭转。

因结肠左曲位置高于右曲，相当于第10～11肋水平，侧方借膈结肠韧带附于膈下，后方贴靠胰尾与左肾，前方邻胃大弯并被肋弓遮盖,因此,结肠左曲肿瘤触诊往往不易发现,应予以注意。

12. 试述结肠的血管和淋巴管。

答 结肠的动脉来源于肠系膜上动脉及肠系膜下动脉,回盲部由回结肠动脉供血,升结肠由右结肠动脉供血,横结肠由中结肠动脉供血,降结肠由左结肠动脉供血,乙状结肠由乙状结肠动脉供血。回结肠动脉为肠系膜上动脉右侧最下方的分支,在肠系膜根内向右下行走,于近回盲部分为升结肠支、盲肠前动脉、盲肠后动脉、回肠支、阑尾动脉。中结肠动脉在胰颈下缘起于肠系膜上动脉的右侧,随即进入横结肠系膜,行向右前方,分为左、右支。右支行向右上,至结肠右曲处与右结肠动脉的升支吻合;左支向左行,与左结肠动脉的升支吻合。左、右支在行程中发出小支分布于横结肠。右结肠动脉在回结肠动脉上方起自肠系膜上动脉,经腹后壁腹膜深面右行,跨过右睾丸(卵巢)血管和右输尿管后,在靠近升结肠左缘处分为升、降支。升支上行与中结肠脉右支吻合;降支下行与回结肠动脉的上干吻合,该动脉发出的小支分布于升结肠上2/3部和结肠右曲。左结肠动脉为肠系膜下动脉最上方的分支,在腹后壁腹膜深面走向左上,跨过左睾丸(或卵巢)血管、左输尿管和左腰大肌的前面,至降结肠的右缘附近分为升、降支。升支在左肾前面行向左上方,至结肠左曲与中结肠动脉左支吻合;降支与乙状结肠动脉的升支吻合。乙状结肠动脉有1~3支,常为2支,发自肠系膜下动脉进入乙状结肠系膜,至乙状结肠附近,每条动脉分为升、降支,互相吻合成动脉弓。最上1支的升支与左结肠动脉的降支吻合,最下1支的降支与直肠上动脉多无吻合。

结肠静脉基本与动脉伴行。最终经肠系膜上、下静脉回流入肝门静脉。

结肠的淋巴管:盲肠和结肠的淋巴管可经4组淋巴结引流:结肠壁上淋巴结,位于浆膜深面;结肠旁淋巴结,沿边缘动脉排列;中间淋巴结,伴于各结肠动脉周围;肠系膜上、下淋巴结,位于肠系膜上、下动脉干根部。右半结肠汇入肠系膜上淋巴结,左半结肠汇入肠系膜下淋巴结。肠系膜上、下淋巴结和腹腔淋巴结的输出管共同组成肠干。

13. 试述空肠和回肠的血管、淋巴及神经。

答 (1)动脉:空、回肠动脉来自肠系膜上动脉。肠系膜上动脉约在第1腰椎高度起自腹主动脉前壁,在胰颈下缘和十二指肠水平部之间进入小肠系膜根,斜行向右下至右髂窝处,其末端与回结肠动脉的回肠支吻合。肠系膜上动脉向左发出12~18支空、回肠动脉,向右发出胰十二指肠下动脉、中结肠动脉、右结肠动脉和回结肠动脉。每条动脉分支都与相邻的肠动脉分支吻合,形成第1级动脉弓。动脉弓的分支再吻合成2级弓,依次可形成3~5级弓。由最末一级动脉弓发出许多细小的直(管)动脉,自小肠系膜缘进入小肠壁,但这些动脉间的吻合甚少,尤其小肠系膜缘血运较差。在空肠近侧段一般为1~2级动脉弓,以后动脉弓级数渐增多,至空肠末段和回肠近侧段可多达3~4级,但到回肠末段又减少至单弓。直(管)动脉空肠者长而粗大,回肠者短而细小。

(2)静脉:空、回肠静脉与动脉伴行,汇入肠系膜上静脉。

(3)淋巴管:小肠淋巴管伴血管走行,注入肠系膜淋巴结。肠系膜淋巴结可达数百个,沿肠血管分布,输出管注入肠系膜上淋巴结。后者的输出管注入腹腔淋巴结,最后合成肠干注入乳糜池,部分输出管直接注入乳糜池。

(4)神经:小肠的交感神经,其节前纤维起于脊髓9～11胸节,经交感干、内脏神经入腹腔丛和肠系膜上丛,在腹腔神经节和肠系膜上神经节内换发节后纤维,分布到肠壁。它们抑制肠的蠕动和分泌,使肠的血管收缩。小肠的副交感神经节前纤维来自迷走神经,至肠壁内神经丛换发节后纤维,支配肌层和肠腺,促进肠的蠕动和分泌。空、回肠接受交感和副交感神经双重支配,同时有内脏感觉神经分布,来自腹腔神经丛和肠系膜上丛,沿肠系膜上动脉及其分支到肠壁。痛觉冲动主要经交感神经传入脊髓。

14. 试述肾的位置和毗邻。

答 (1)位置:肾位于脊柱两侧,两肾上端较为靠近,而下端相距略远,长轴由内上斜向外下。左肾上端平第11胸椎下缘,下端约平第2腰椎下缘。右肾上端平第12胸椎上缘,下端平第3腰椎上缘。第12肋斜越左肾后面中部、右肾后面上部。两肾肾门约平第1腰椎高,体表投影在腹后壁位于第12肋下缘与竖脊肌外缘的交角处,称脊肋角或肾角,肾脏病变时,此处常有压痛或叩击痛。

(2)毗邻:两肾的上端隔疏松结缔组织与肾上腺相邻,内下方为肾盂和输尿管。左肾的内侧为腹主动脉,右肾内侧为下腔静脉,两肾内后方分别为左、右腰交感干。两肾前方的毗邻不同,左肾前面从上向下分别与胃、胰、空肠袢及结肠左曲相邻;右肾前面上部邻肝右叶,下部接结肠右曲,内侧缘与十二指肠降部相贴。两肾后面第12肋以上部分,与膈和胸膜腔相邻。第12肋以下部分,肾后面从内侧向外侧依次与腰大肌、腰方肌和腹横肌相贴(隔以筋膜),以及其前方的肋下血管和肋下神经、髂腹下神经、髂腹股沟神经和生殖股神经等相邻接。

15. 试述肾被膜的结构特点及其意义。

答 (1)肾筋膜或称Gerota筋膜,在肾的外侧缘分为前、后两层,前层被覆于肾和肾上腺的前方,向中线越过下腔静脉和腹主动脉的前方,与对侧的肾前筋膜相延续。后层被覆于肾的后面,与腰方肌筋膜、腰大肌筋膜相贴,内侧附着于椎体和椎间盘的侧缘。肾筋膜前、后层在肾上腺上方愈合,与膈下筋膜相续;在肾的外侧缘互相融合续于腹横筋膜;后层向下续于髂筋膜,而前层向下则逐渐变薄,消失于腹膜外组织中。如此,肾筋膜形成了一个包被双侧肾、肾上腺和中轴大血管下方开口的囊,这是出现游走肾的结构基础,也是肾周围脓肿时易向下方蔓延的原因之一。

(2)肾脂肪囊为包绕一侧肾和肾上腺的脂肪组织层,具有保护肾脏的作用,又称肾床。在成人此囊厚度可达2cm,在肾的边缘部和后面较厚,并经肾门伸入肾窦内。肾周围炎即指此层的感染,肾囊封闭即将药物注入此层内。

(3)肾纤维囊又称肾纤维膜,是肾固有膜,由致密结缔组织和少量弹力纤维构成,薄而坚韧。正常情况下,纤维囊与肾实质易于分离。

16. **试述肾上腺的毗邻和血管。**

答 (1) 肾上腺位于腹膜后隙,脊柱的两侧,平第11胸椎高度,与两肾的上端紧贴,为腹膜外位器官。左肾上腺前面的上部借网膜囊与胃后壁相邻,下部与胰尾、脾血管相邻,内侧缘接近腹主动脉。右肾上腺的前面为肝,前面的外上部直接与肝裸区相邻,内侧缘紧邻下腔静脉。左、右肾上腺的后面均为膈。两侧肾上腺之间为腹腔丛。

(2) 肾上腺的动脉有三支。肾上腺上动脉发自膈下动脉;肾上腺中动脉发自腹主动脉;肾上腺下动脉发自肾动脉。

(3) 左肾上腺静脉汇入左肾静脉,右肾上腺静脉多数汇入下腔静脉。由于右肾上腺静脉很短,且多汇入下腔静脉的右后壁,故在右肾上腺切除术结扎肾上腺静脉时,应注意保护下腔静脉。

(邓雪飞)

第5章 盆部与会阴

【学习要点】

一、掌握

1. 盆壁和盆膈的构成,盆筋膜间隙的名称、位置及临床意义。
2. 直肠、膀胱和前列腺的位置及毗邻。
3. 子宫和卵巢的位置、毗邻和固定装置。
4. 输卵管的位置、与子宫阔韧带的关系。
5. 会阴的概念、境界及分区。
6. 肛门外括约肌的分部、肛管直肠环的组成及其临床意义。
7. 坐骨肛门窝的境界、内容。
8. 会阴浅隙和会阴深隙的构成及内容。
9. 产科会阴和会阴中心腱的概念。
10. 阴囊的层次及精索的被膜。

二、熟悉

1. 膀胱与腹膜的关系。
2. 髂内动脉的行程及主要分支分布,子宫动脉的行程特点,阴部内动脉和阴部神经的起源、行程及其分布范围,骶丛的位置和组成。
3. 阴部管的位置和通过的结构,齿状线上下血管、神经和淋巴管的分布特点,阴茎的层次及血管神经。

【应试考题】

一、选择题

【A型题】

1. 下列关于盆膈的描述,错误的是( )
   A. 盆膈肌为肛提肌和尾骨肌
   B. 分隔盆腔和会阴
   C. 其前部有盆膈裂孔
   D. 由盆膈肌及其盆膈上、下筋膜构成
   E. 尿生殖膈位于其上方

2. 下列关于子宫毗邻的描述,正确的是
   ( )
   A. 子宫颈阴道部借膀胱阴道隔与膀胱相邻

B. 子宫颈和阴道穹后部隔直肠子宫陷凹与直肠毗邻

C. 子宫颈阴道上部借尿道阴道隔与尿道相邻

D. 子宫体两侧有子宫主韧带

E. 子宫颈阴道上部借直肠子宫陷凹与直肠前壁相邻

3. 卵巢动脉至卵巢通过的韧带为（   ）

　　A. 子宫阔韧带

　　B. 卵巢悬韧带或骨盆漏斗韧带

　　C. 卵巢固有韧带

　　D. 子宫圆韧带

　　E. 卵巢系膜

4. 膀胱充盈时，贴着耻骨联合上缘行下腹部正中切口，切开浅层结构后到达膀胱壁的层次依次是（   ）

　　A. 腹白线、腹横筋膜、壁腹膜

　　B. 腹白线、腹横筋膜、腹膜外筋膜

　　C. 腹直肌鞘前层、腹直肌、腹横筋膜、壁腹膜

　　D. 腹外斜肌、腹内斜肌、腹横肌、腹横筋膜、壁腹膜

　　E. 腹外斜肌腱膜、腹内斜肌、腹横肌、腹横筋膜、壁腹膜

5. 膀胱前壁破裂，尿液可渗入（   ）

　　A. 耻骨后隙　　B. 腹膜后隙

　　C. 腹膜腔内　　D. 膀胱后隙

　　E. 直肠后隙

6. 腹膜后隙的注气造影时，空气首先注入（   ）

　　A. 耻骨后隙

　　B. 骨盆直肠间隙

　　C. 直肠后隙

　　D. 会阴浅隙

　　E. 坐骨肛门窝

7. 下列关于肛门括约肌的描述，正确的是（   ）

　　A. 肛门内括约肌有括约肛门作用

　　B. 肛门外括约肌皮下部切断可引起大便失禁

　　C. 肛门外括约肌浅部呈椭圆形

　　D. 肛门外括约肌无括约肛门的作用

　　E. 以上都正确

8. 骨盆出口大部分被（   ）

　　A. 臀大肌、臀中肌及臀小肌所封闭

　　B. 盆膈所封闭

　　C. 尿生殖膈所封闭

　　D. 盆筋膜所封闭

　　E. 盆脏筋膜所封闭

9. 下列关于肛提肌的描述，正确的是（   ）

　　A. 组成坐骨肛门窝的外侧壁

　　B. 组成尿生殖膈

　　C. 组成盆膈的一部分

　　D. 无肌纤维，止于会阴中心腱

　　E. 又称盆底，封闭盆膈裂孔

10. 前列腺的毗邻，下列说法正确的是（   ）

　　A. 尖部与膀胱底、精囊和输精管壶腹相接触

　　B. 前方与膀胱相毗邻

　　C. 前方有前列腺提肌绕过

　　D. 精囊将其与膀胱分开

　　E. 位于膀胱颈与尿生殖膈之间

11. 尿道前列腺部破裂时，尿液会渗入到（   ）

　　A. 腹前壁皮下　　B. 会阴浅隙

　　C. 会阴深隙　　　D. 耻骨后隙

　　E. 坐骨肛门窝

12. 起、止于会阴中心腱的肌，除了（   ）

　　A. 尿道括约肌

　　B. 肛门外括约肌

　　C. 会阴浅横肌

　　D. 会阴深横肌

　　E. 尾骨肌

13. 下列不属于肛提肌的是 ( )
    A. 前列腺提肌
    B. 髂尾肌
    C. 尾骨肌
    D. 耻骨直肠肌
    E. 耻尾肌
14. 维持子宫正常位置的主要因素是 ( )
    A. 邻近器官的相互影响
    B. 子宫的血管和神经等的牵拉
    C. 韧带的牵拉和盆底肌的承托
    D. 腹腔内压处于正常范围
    E. 输卵管和卵巢的牵引
15. 在会阴浅隙能见到的附属腺是 ( )
    A. 前庭大腺　　B. 尿道球腺
    C. 尿道旁腺　　D. 前列腺
    E. 精囊腺
16. 在男性输精管腹股沟部的解剖位置，在女性是由什么结构占据的 ( )
    A. 子宫阔韧带
    B. 子宫圆韧带
    C. 卵巢悬韧带
    D. 卵巢固有韧带
    E. 输卵管系膜
17. 医生对男性患者进行肛门直肠指检，不被触及的结构是 ( )
    A. 精囊
    B. 输精管壶腹
    C. 前列腺
    D. 膀胱
    E. 尿道
18. 阴囊的层次与腹壁层次相延续，下列描述错误的是 ( )
    A. 会阴浅筋膜（Colles 筋膜）相当于 Scarpa 筋膜
    B. 阴囊肉膜相当于 Camper 筋膜
    C. 精索内筋膜相当于腹内斜肌腱膜
    D. 精索外筋膜相当于腹外斜肌腱膜
    E. 睾丸鞘膜腔相当于腹膜腔

19. 下列关于子宫的血管描述，错误的是 ( )
    A. 动脉主干行于子宫主韧带内
    B. 输尿管与动脉有交叉
    C. 动脉还发出分支至阴道
    D. 静脉丛位于子宫阔韧带基底部
    E. 子宫静脉与周围脏器静脉丛均有广泛交通
20. 坐骨肛门窝的围成是 ( )
    A. 内侧壁仅由肛门外括约肌构成
    B. 外侧壁为臀大肌下缘和骶结节韧带
    C. 前壁为闭孔内肌
    D. 窝尖由盆膈下筋膜和闭孔筋膜汇合而成
    E. 底由臀大肌组成

【B型题】

(21~22 题共用备选答案)
    A. 尿道海绵体部
    B. 尿道球
    C. 尿道前列腺部
    D. 尿道球腺
    E. 尿道舟状窝
21. 位于会阴浅隙的是 ( )
22. 位于会阴深隙的是 ( )
(23~25 题共用备选答案)
    A. 阴囊
    B. 会阴深隙
    C. 腹膜后隙
    D. 腹膜腔
    E. 骨盆直肠间隙
23. 尿道膜部断裂尿液可渗入 ( )
24. 尿道球部受损尿液可渗入 ( )
25. 尿道前列腺部受损尿液可渗入 ( )
(26~28 题共用备选答案)
    A. 提睾肌
    B. 尾骨肌

C. 会阴浅横肌

D. 会阴深横肌

E. 肛门括约肌

26. 参与组成盆膈的结构是 ( )

27. 参与组成尿生殖膈的结构是 ( )

28. 参与组成精索被膜的是 ( )

(29~30题共用备选答案)

A. 肛提肌　　B. 闭孔内肌

C. 会阴浅横肌　D. 会阴深横肌

E. 闭膜管

29. 位于坐骨肛门窝外侧壁上的是( )

30. 参与组成坐骨肛门窝前壁的是( )

【X型题】

31. 下列关于肛门外括约肌的描述,正确的是 ( )

A. 可分为皮下部、浅部、深部

B. 为围绕肛门内括约肌周围的平滑肌

C. 浅部在皮下部之上

D. 皮下部参与构成肛直肠环

E. 皮下部对控制排便作用不大,手术时切断不致发生括约肌功能障碍

32. 追踪输精管的近侧行程,观察到输精管经腹股沟管深环进入腹腔,而后输精管越过的盆腔结构包括 ( )

A. 闭孔神经

B. 髂外血管

C. 输尿管

D. 尿道前列腺部

E. 精囊管

33. 参与组成尿生殖膈的肌肉有 ( )

A. 球海绵体肌

B. 会阴深横肌

C. 坐骨海绵体

D. 尿道(阴道)括约肌

E. 肛门外括约肌

34. 附于会阴中心腱的肌肉有 ( )

A. 肛门外括约肌

B. 会阴浅横肌

C. 会阴深横肌

D. 肛提肌

E. 肛门内括约肌

35. 构成肛直肠环的肌群包括 ( )

A. 肛门外括约肌的浅、深部

B. 肛门内括约肌

C. 肛提肌的耻骨直肠部

D. 直肠纵肌的一部分

E. 尾骨肌

36. 肛提肌包括 ( )

A. 尾骨肌

B. 髂尾肌

C. 耻骨直肠肌

D. 耻尾肌

E. 耻骨阴道肌

37. 构成会阴浅隙的筋膜为 ( )

A. 尿生殖膈上筋膜

B. 尿生殖膈下筋膜

C. 浅阴茎筋膜

D. 会阴浅筋膜

E. Scarpa 筋膜

38. 输尿管对腹后壁和小骨盆有联系血管的位置关系十分重要。正常时,左输尿管的正常行径通过 ( )

A. 肾动脉和肾静脉的大分支后方离开肾门

B. 卵巢动脉的后方

C. 输精管的上方

D. 子宫动脉的下方

E. 输精管和输精管动脉的下方

39. 下列关于产科会阴的描述,正确的是 ( )

A. 是指阴道前庭后端与肛门之间的部分

· 090 ·

B. 阴道尿道括约肌是其中的一个组成部分
C. 分娩时此处应加以保护,防止撕裂
D. 有加固盆底、承托盆内脏器的作用
E. 由浅入深包括皮肤、筋膜、部分肛提肌和会阴中心腱等

40. 下列关于肛管直肠周围脓肿的描述,正确的是 （ ）
   A. 坐骨肛门窝脓肿切开排脓应作放射状切口
   B. 肛管直肠周围脓肿单纯切开引流后常可形成肛瘘
   C. 骨盆直肠隙脓肿位于肛提肌下方间隙中
   D. 肛瘘多数是肛管直肠周围脓肿的后遗症
   E. 慢性坐骨肛门窝脓肿可穿过肛提肌蔓延至盆腔,成为盆腔脓肿

41. 恰在尿生殖膈远侧的尿道海绵体部损伤性破裂后,尿液很可能会渗到 （ ）
   A. 会阴浅隙   B. 阴囊
   C. 腹前壁   D. 肛门三角
   E. 下肢

42. 膀胱前隙(Retzius隙)的界限是 （ ）
   A. 前方为耻骨联合
   B. 上方为腹膜返折
   C. 后方为膀胱前壁
   D. 下方为耻骨前列腺(膀胱)韧带
   E. 两侧为脐内侧韧带

43. 下列关于会阴的描述,正确的是 （ ）
   A. 是指盆膈以下封闭骨盆下口的全部软组织
   B. 尿生殖三角中有会阴浅隙和会阴深隙
   C. 坐骨结节间连线将会阴分为尿生殖三角和肛门三角

D. 肛门三角中的主要结构为肛管
E. 会阴的境界与骨盆下口一致

44. 下列关于尿生殖膈的描述,正确的是 （ ）
   A. 为盆膈的一部分
   B. 其内有会阴浅横肌和尿道括约肌
   C. 肌上、下均有筋膜包绕
   D. 仅有尿道通过
   E. 其前份形成骨盆横韧带

45. 下列关于会阴浅隙的描述,正确的是 （ ）
   A. 位于会阴浅筋膜与尿生殖膈下筋膜之间
   B. 其后份有会阴浅横肌
   C. 男性有阴茎脚
   D. 女性有阴蒂脚
   E. 其内没有血管及神经

46. 会阴深隙的内容物包括 （ ）
   A. 会阴深横肌
   B. 尿道球腺
   C. 尿道外括约肌
   D. 尿道前列腺部
   E. 前庭大腺

47. 下列关于阴部神经的描述,正确的是 （ ）
   A. 由骶丛发出
   B. 与阴部内血管伴行
   C. 行于坐骨肛门窝的外侧壁
   D. 在阴部管内发出肛神经
   E. 在阴部管前端分为会阴神经和阴茎（阴蒂）神经

48. 下列关于会阴中心腱的描述,正确的是 （ ）
   A. 又称会阴体
   B. 是一呈冠状位的肌纤维膈
   C. 位于肛门与阴道之间
   D. 也称产科会阴
   E. 有承托盆腔脏器的作用

49. 精索被膜包括 （　　）
   A. 精索外筋膜
   B. 提睾肌
   C. 精索内筋膜
   D. 鞘膜
   E. 肉膜

二、名词解释
1. 会阴
2. Alcock 管（阴部管）
3. 耻骨后隙
4. 会阴中心腱
5. 尿生殖膈
6. 盆膈
7. 坐骨肛门窝
8. 直肠子宫陷凹

三、填空题
1. 广义会阴境界与_____一致，呈_____，前角为_____，后角为_____，前外侧边为_____，后外侧边为_____。两侧角以坐骨结节连线为标志，可分为两个三角区，前方为_____，后方为_____。
2. 根据肌纤维的起止和排列，肛提肌自前向后又可分为_____（女性）或_____（男性）、_____、_____、_____4部。
3. 肛直肠环由肛门外括约肌的_____部和_____部与_____的下部、_____及_____等共同包绕直肠和肛管交界处所组成。
4. 睾丸外面包被的结构层次由外向内依次是皮肤、_____、_____、_____、_____和睾丸鞘膜。
5. 会阴浅隙位于_____与_____之间，会阴深隙位于_____之间。如果尿道在浅隙内破裂如骑跨伤损伤尿道球部时，尿液溢出于浅隙内并可蔓延至_____、_____及_____。
6. 尿生殖膈由_____、_____及覆盖于它们的_____、_____所构成。
7. 盆膈由_____、_____筋膜及其间的_____、_____所构成；尿生殖膈由_____肌和_____肌及_____筋膜所构成。
8. 阴部管位于_____的外侧壁上，它是由_____构成。此管起于坐骨小孔附近，向前至_____后缘止，管内的阴部神经在管后部发出_____，管的前部发出_____。
9. 直肠后隙位于_____和_____之间，上界与_____相通，下界为_____。该隙感染向上可蔓延至_____。
10. 坐骨直肠（肛门）窝成对，位于_____两侧，为肛管两侧皮肤深面的锥形间隙。可分顶、底和内、外侧壁。顶由_____和_____汇合而成；底为肛门两侧的皮肤；内侧壁为_____、_____、_____及_____；外侧壁为_____、_____。在两侧坐骨肛门窝之间无结构分隔，如一侧发生脓肿，脓液也可蔓延至另一侧。坐骨肛门窝位于肛提肌下方，故其范围要大于肛门三角区。窝的外侧壁有闭孔筋膜构成的_____，内有_____通过，其发出肛门神经穿过窝中央支配_____。

四、简答题

1. 列表简述腹壁层次与阴囊、精索被膜的对应关系。
2. 何谓会阴浅隙和会阴深隙？隙内有何内容？
3. 简述盆壁和盆底的肌及形成的结构。

五、论述题

1. 男性尿道不同部位损伤性破裂后,尿液很可能会渗到哪些部位？
2. 试述子宫的位置、毗邻和正常姿势的维持。

【参/考/答/案】

一、选择题

【A 型题】

1. E	2. B	3. B	4. B	5. A
6. C	7. C	8. B	9. C	10. E
11. D	12. E	13. C	14. C	15. A
16. B	17. E	18. C	19. A	20. D

【B 型题】

| 21. B | 22. D | 23. B | 24. A | 25. E |
| 26. B | 27. D | 28. A | 29. B | 30. C |

【X 型题】

31. ACE	32. ABC	33. BD
34. ABCD	35. ABCD	36. BCDE
37. BD	38. ABDE	39. ABCDE
40. BDE	41. ABC	42. ABCDE
43. ABCDE	44. CE	45. ABCD
46. ABC	47. ABCDE	48. ACE
49. ABC		

1. E【解析】盆膈由肛提肌和尾骨肌及覆盖其上、下面的筋膜构成,盆膈以下的所有软组织即为会阴,其前部有一狭窄裂隙,称盆膈裂孔,由下方的尿生殖膈封闭,所以尿生殖膈位于其下方。

2. B【解析】子宫颈阴道上部的前面借膀胱阴道隔与膀胱底相邻,A、C 项的描述均有误;子宫颈和阴道穹后部向后隔直肠子宫陷凹与直肠相邻,B 项描述正确,为最佳答案;子宫颈外侧有子宫主韧带,D 项描述有误;子宫颈阴道部由阴道穹后部和直肠子宫陷凹与直肠前壁分隔,故 E 项描述有误。

3. B【解析】卵巢悬韧带(骨盆漏斗韧带)为腹膜包绕卵巢动、静脉所形成的皱襞,起于髂外动脉前面,向下续于子宫阔韧带,是寻找卵巢血管的标志。

4. B【解析】膀胱充盈时为腹膜间位器官,当其充盈时,膀胱上升至耻骨联合上缘以上,将腹膜顶向上,此时贴着耻骨联合上缘进行手术可避免进入腹膜腔。而腹部正中切口不涉及腹部的肌纤维,只经过腹白线。

5. A【解析】耻骨后隙也称膀胱前隙,膀胱前壁破裂,尿液渗入膀胱前隙,即耻骨后隙。

7. C【解析】肛门内括约肌为不随意肌,对肛门无括约作用,有协助排便的功能,故 A 项描述有误;肛门外括约肌是横纹肌,可分为皮下部、浅部和深部,浅部和深部对肛门有括约作用,仅皮下部切断不会引起大便失禁;浅部肌束围绕肛门内括约肌下部,呈椭圆形,故 C 项为最佳答案。

9. C【解析】肛提肌参与组成坐骨肛门窝的内侧壁,参与组成盆膈,而非尿生殖膈,故 A、B 项有误;C 项正确,为最佳答案。肛提肌有肌纤维,止于会阴中心腱,D 项描述有误;盆膈又称盆底,盆膈裂孔由尿生殖膈封闭,故 E 项有误。

10. E【解析】前列腺尖在下端,与尿生殖膈上面相接触,并不与膀胱底、精囊和输精管壶腹相接触,故 A 项描述有误;前列腺的上部即前列腺底与膀胱颈相邻,故 B 项描述有误;前列腺的前面有耻骨前列腺韧带使其与耻骨后面相连,故 C 项有误;精囊位于膀胱底的后面,有导管与输精管末端会合后穿过前列腺开口于尿道前列腺部,故 D 项描述有误;前列腺位于膀胱颈的下方、尿生殖膈之上,故 E 项的描述正确,为最佳答案。

11. D【解析】男性尿道损伤的部位不同,尿液外渗的范围也不同。尿道前列腺部破裂,为尿生殖膈以上的破裂,尿液会渗入盆腔的腹膜外间隙内,可蔓延至耻骨后隙。

12. E【解析】会阴中心腱上有肛门外括约肌、球海绵体肌、会阴浅横肌、会阴深横肌、尿道括约肌和肛提肌等附着。

13. C【解析】肛提肌由前列腺提肌(男)/耻骨阴道肌(女)、耻骨直肠肌、耻尾肌、髂尾肌组成,C 项尾骨肌不属于肛提肌,为最佳答案。

15. A【解析】会阴浅隙位于会阴浅筋膜与尿生殖膈下筋膜(会阴膜)之间,会阴浅隙内有会阴浅横肌、球海绵体肌、坐骨海绵体肌、尿道球(在女性为前庭球、前庭大腺)及阴茎脚(在女性为阴蒂脚),以及血管、神经等。故会阴浅隙内的附属腺为前庭大腺。

20. D【解析】坐骨肛门窝的内侧壁由肛门外括约肌、肛提肌、尾骨肌及盆膈下筋膜构成,A 项描述有误;外侧壁的下部为坐骨结节内侧面,上部为闭孔内肌及其筋膜,B 项描述有误;前壁为会阴浅横肌及尿生殖膈,C 项描述有误;窝尖由盆膈下筋膜和闭孔筋膜汇合而成,故 D 项正确,为最佳答案;窝底为肛门两侧的浅筋膜及皮肤,E 项描述有误。

二、名词解释

1. 会阴:广义会阴指骨盆下口盆膈以下封闭的全部软组织结构,其境界略呈菱形,耻骨联合下缘及耻骨弓状韧带为前角,尾骨尖为后角,坐骨结节、耻骨弓和骶结节韧带为两侧角。两侧坐骨结节之间的假想连线将会阴分为前方的尿生殖区和后方的肛区。狭义的会阴指肛门与外生殖器间的软组织结构。

2. Alcock 管(阴部管):在坐骨肛门窝外侧壁、坐骨结节上方 3~4cm 处的闭孔内肌筋膜裂隙,由闭孔筋膜包绕阴部内血管和阴部神经,构成 Alcock 管。

3. 耻骨后隙:位于耻骨联合、耻骨上支及膀胱之间,又称膀胱前隙,其上界为壁腹膜至膀胱上面的反折部,下界为盆膈和耻骨前列腺韧带(男)或耻骨膀胱韧带(女),两侧为脐内侧韧带。若膀胱外壁损伤,外渗的尿液常潴留在此间隙。

4. 会阴中心腱:又称会阴体,位于肛门与外生殖器之间,是会阴缝深部的腱性结构,由不同方向的肌纤维交织成楔形的肌纤维膈,肛门外括约肌、肛提肌、会阴浅横肌、球海绵体肌及会阴深横肌等均附着于此。会阴中心腱在矢状位上为楔形，尖向上，底向下。具有加固盆底和承托盆腔脏器的作用。

5. 尿生殖膈：由会阴深横肌、尿道括约肌及覆盖于其上、下面的尿生殖膈上、下筋膜构成。女性有尿道和阴道通过，男性有尿道通过。

6. 盆膈：是由前方的肛提肌、后方的尾骨肌以及覆盖于两肌上下的盆膈上、下筋膜所构成，又称盆底。盆膈封闭骨盆下口的大部分，仅在其前方两侧肛提肌的前内侧缘之间留有一狭窄裂隙，为盆膈裂孔，下方由尿生殖膈封闭。

7. 坐骨肛门窝：位于肛管两侧皮肤深面的一对呈锥形的间隙。从冠状面上看，为一尖向上的三角形，分顶、底和内、外侧壁。其内侧壁为肛门外括约肌、肛提肌、尾骨肌及其盆膈下筋膜；外侧壁为坐骨结节的内侧面、闭孔内肌及闭孔筋膜和会阴筋膜；顶向上，为盆膈下筋膜与闭孔筋膜汇合而成；底朝下，为肛门两侧的皮肤和浅筋膜。窝的后界为臀大肌，前界为尿生殖膈后缘。内、外侧壁的前后端均以锐角相接，形成前、后隐窝。

8. 直肠子宫陷凹：位于盆腔内，为直肠与子宫之间的腹膜腔陷凹，是女性腹膜腔的最低部位。

三、填空题

1. 骨盆下口　菱形　耻骨联合下缘　尾骨尖　坐骨支和耻骨下支　骶结节韧带　尿生殖区　肛区
2. 耻骨阴道肌　前列腺提肌　耻骨直肠肌　耻尾肌　髂尾肌
3. 浅　深　直肠壁纵行肌层　耻骨直肠肌　肛门内括约肌
4. 肉膜　精索外筋膜　提睾肌　精索内筋膜
5. 会阴浅筋膜　尿生殖膈下筋膜　尿生殖膈上、下筋膜　阴茎　阴囊　腹前壁
6. 会阴深横肌　尿道括约肌　尿生殖膈上筋膜　尿生殖膈下筋膜
7. 盆膈上筋膜　盆膈下　肛提肌　尾骨肌　会阴深横　尿道括约　尿生殖膈上、下
8. 坐骨肛门窝　闭孔筋膜　尿生殖膈肛门支　会阴神经
9. 骶前筋膜　直肠筋膜　腹膜后隙　盆膈　腹膜后隙
10. 肛管　盆膈下筋膜　闭孔筋膜　肛门外括约肌　肛提肌　尾骨肌　盆膈下筋膜　坐骨结节的内侧面　闭孔内肌及其筋膜　阴部管　阴部神经　肛管

四、简答题

1. 列表简述腹壁层次与阴囊、精索被膜的对应关系。

答 见下表。

腹壁层次与阴囊、精索被膜的关系

腹壁层次	阴囊、精索层次
皮肤	皮肤
浅筋膜	肉膜
腹外斜肌腱膜	精索外筋膜
腹内斜肌、腹横肌	提睾肌
腹横筋膜	精索内筋膜
腹膜下筋膜	脂肪组织
壁腹膜	睾丸鞘膜

2. 何谓会阴浅隙和会阴深隙？隙内有何内容？

答 会阴浅隙位于会阴浅筋膜与尿生殖膈下筋膜之间。在男性,浅隙后部有会阴浅横肌、尿道球,两侧有阴茎脚及其坐骨海绵体肌、尿道海绵体肌和球海绵体肌,以及会阴血管、神经等；在女性,浅隙后部也有会阴浅横肌,两侧有阴蒂脚及其坐骨海绵体肌、前庭球和球海绵体肌、女性尿道、阴道、前庭大腺,以及会阴血管、神经等。

会阴深隙位于尿生殖膈上、下筋膜间。男性内有会阴深横肌(其中有尿道膜部穿过)、尿道括约肌、尿道球腺、尿道膜部及阴茎血管、阴茎背神经等。女性有会阴深横肌(其中有尿道和阴道通过)、尿道阴道括约肌、女性尿道、阴道、阴蒂血管、阴蒂神经等。

3. 简述盆壁和盆底的肌及形成的结构。

答 骨盆前壁为耻骨、耻骨支和耻骨联合；后壁由凹陷的骶、尾骨前面构成；两侧壁由髂骨、坐骨、骶结节韧带及骶棘韧带构成。附着于骨性盆壁内面的肌,有闭孔内肌和梨状肌。盆膈由前方的肛提肌和后方的尾骨肌,以及覆盖在两肌上、下面的盆膈上、下筋膜组成,又称盆底。

肛提肌为一对四边形薄扁肌,两侧连合成漏斗状。起于肛提肌腱弓。根据肌纤维的起止和排列,肛提肌自前向后又可分为耻骨阴道肌(女性)或前列腺提肌(男性)、耻骨直肠肌、耻尾肌、髂尾肌等4部分。尾骨肌位于肛提肌后方,呈三角形,紧贴骶棘韧带的上面。它起于坐骨棘盆面,止于尾骨和骶骨下部的侧缘。

五、论述题

1. 男性尿道不同部位损伤性破裂后,尿液很可能会渗到哪些部位？

答 男性尿道分为3部分:前列腺部、膜部和海绵体部。临床上把前列腺部和膜部称为后尿道,海绵体部称为前尿道。当尿道外伤在尿生殖膈以上破裂时,尿液将渗于腹膜外间隙内。若尿道膜部破裂,尿液仅渗入会阴深隙内,并不向外蔓延。如尿道球部(海绵体部的起始部)破裂,尿液会渗入会阴浅隙内。由于会阴浅筋膜、阴囊和阴茎的筋膜及腹壁的筋膜相延续,向上包绕阴囊、阴茎并越过耻骨联合与腹壁下部浅筋膜相续,所以尿液渗入会阴浅隙后,就在这延续层的深面广泛外渗,向阴囊、阴茎和腹前壁蔓延。而该层不伸展至肛门三角,尿液就不能向后渗出,并由于浅筋膜的深层附着于大腿阔筋膜,尿液也不会渗至下肢。

2. 试述子宫的位置、毗邻和正常姿势的维持。

答 子宫呈前后略扁的倒置梨形,可分为底、体、峡、颈4部。

子宫位于小骨盆腔中部,膀胱与直肠之间。子宫前借膀胱子宫陷凹邻膀胱,子宫颈阴道上部的前方借膀胱阴道隔与膀胱底相邻；后隔直肠子宫陷凹及直肠阴道隔与直肠相邻。正常子宫呈前倾前屈位。前倾是指阴道主轴与子宫主轴相交形成向前开放的直角,前屈为子宫颈与子宫体纵轴相交形成向前开放的钝角(约170°)。子宫的前倾、前屈受体位、邻近器官的充盈程度及支持韧带的紧张度等因素的影响。固定子宫的结构:子宫能保持正常位置主要依靠盆底软组织的承托,此外子宫韧带也起重要的固定作用。①子宫阔韧带:为子宫前、后面由腹膜自子宫侧缘向两侧延伸形成的双层腹膜皱襞。阔韧带向外侧达到盆侧壁。子宫阔韧带有限制子宫向侧方移动的作用。②子宫圆韧带为平滑肌和结缔组织构成，起自子宫角前下部，行经子宫阔韧带和腹股沟管，止于大阴唇皮下，主要作用是维持子宫的前倾位。③骶子宫韧带为腹膜外的结缔组织和平滑肌纤维构成，起于子宫颈，向后绕直肠外侧附着于骶骨。此韧带可防止子宫向前移位和维持子宫的前屈位。腹膜覆盖在该韧带表面形成腹膜皱襞，称为直肠子宫襞。④子宫主韧带又称为子宫(颈)横韧带或子宫旁组织，位于子宫阔韧带底部，该韧带对子宫颈位置的固定有重要作用，使子宫不向下脱垂。

（刘　芳）

第 6 章　脊柱区

【学/习/要/点】

一、掌握

1. 脊柱区的层次结构特点。
2. 枕下三角和腰上、下三角的境界、内容和临床意义。
3. 脊柱区筋膜、肌、神经和血管的配布。
4. 脊柱及其连结,椎管壁的组成,椎管内脊髓被膜的特点和其形成的几个腔隙及临床意义。
5. 脊柱区结构在横断层面上的配布,脊髓节段与椎骨的对应关系,脊神经与椎动脉的位置关系。

二、熟悉

1. 脊柱区的境界、分区。
2. 脊柱的组成与生理曲度的意义,脊柱曲度异常与椎间盘突出的临床意义。
3. 颈、胸、腰、骶椎的特点。
4. 脊柱区的重要体表标志。

【应/试/考/题】

一、选择题

【A/型/题】

1. 不属于脊柱区的是　　　　　　　（　）
   A. 骶尾区　　　B. 项区
   C. 胸背区　　　D. 腰背区
   E. 臀区
2. 下列关于骨性标志的叙述,正确的是（　）
   A. 两侧肩胛骨下角的连线平对第 7 胸椎棘突
   B. 两侧肩胛冈内侧端的连线平对第 3 胸椎棘突
   C. 骶外侧嵴是经骶后孔作骶神经麻醉的标志
   D. 骶管裂孔是椎管下口
   E. 以上均正确
3. 不属于脊柱区重要骨性标志的是（　）
   A. 寰椎前弓　　　B. 枕外隆凸
   C. 肩胛冈　　　　D. 髂嵴
   E. 肩胛骨下角

4. 两侧髂后上棘的连线平对的腰椎棘突是 （ ）
   A. 第 3 腰椎   B. 第 4 腰椎
   C. 第 5 腰椎   D. 第 1 骶椎
   E. 第 2 骶椎

5. 两侧髂嵴最高点的连线平对 （ ）
   A. 第 1 腰椎棘突
   B. 第 2 腰椎棘突
   C. 第 3 腰椎棘突
   D. 第 4 腰椎棘突
   E. 第 5 腰椎棘突

6. 下列关于项筋膜的描述,错误的是（ ）
   A. 上方附于上项线
   B. 位于斜方肌浅面
   C. 内侧附于项韧带
   D. 向下移行为胸腰筋膜的后层
   E. 属于封套筋膜的一部分

7. 下列关于 Luschka 关节的描述,正确的是 （ ）
   A. 又称钩椎关节
   B. 由上下关节突构成
   C. 由上位椎骨的椎体钩和下位椎骨体的唇缘构成
   D. 由下关节突和乳突构成
   E. 由椎体钩与上面椎骨的下关节突构成

8. 不属于脊柱区皮肤特点的是 （ ）
   A. 移动性小
   B. 厚而致密
   C. 毛囊丰富
   D. 皮脂腺丰富
   E. 含有大量皮肌

9. 下列关于脊柱区 4 层肌配布的描述,不正确的是 （ ）
   A. 肩胛提肌不属于背肌
   B. 竖脊肌与腹横肌属同一层
   C. 夹肌与下后锯肌位于同一层
   D. 枕下肌是第 4 层肌
   E. 腹外斜肌后部属第 1 层

10. 副神经支配 （ ）
    A. 背阔肌   B. 斜方肌
    C. 菱形肌   D. 上后锯肌
    E. 肩胛提肌

11. 下列关于听诊三角的描述,正确的是 （ ）
    A. 外侧界是斜方肌
    B. 内上界为背阔肌
    C. 底平第 7 肋间隙
    D. 大小范围较恒定
    E. 又称肩胛旁三角

12. 骨纤维管内走行的是脊神经的（ ）
    A. 前支   B. 后外侧支
    C. 后内侧支   D. 交通支
    E. 脊膜支

13. 下列关于腰上三角的描述,错误的是 （ ）
    A. 上界为下后锯肌
    B. 内侧界为竖脊肌外侧缘
    C. 外下界为腹内斜肌
    D. 底为腹内斜肌起始部的腱膜
    E. 位于第 12 肋下方

14. 下列关于腰下三角的描述,错误的是 （ ）
    A. 外上界为腹外斜肌后缘
    B. 内上界为背阔肌前下缘
    C. 下界为髂嵴
    D. 底为腹内斜肌
    E. 前方有空肠相对应

15. 下列关于椎管的描述,正确的是 （ ）
    A. 上通颅腔下达骶管
    B. 是由椎孔连接形成的骨性管道
    C. 周围四壁均为骨性
    D. 各段椎管形态大小相同
    E. 上述都不对

16. 某老年患者,每当其用力转头并侧屈时常引起突发性恶心、呕吐、眼球震颤,并有短暂的视物模糊,拍片显示颈椎增生,根据所学的解剖知识,患者颈部哪条动脉受压导致上述症状（ ）
    A. 颈内动脉   B. 颈外动脉

C. 椎动脉　　　D. 枕动脉
E. 颈升动脉

17. 不参与颈椎间孔构成的结构是（　　）
   A. 椎上切迹　　B. 椎下切迹
   C. 椎体钩　　　D. 椎间盘
   E. 横突间韧带

18. 下列关于脊膜及其腔隙的描述,正确的是（　　）
   A. 硬膜外隙是硬脊膜外面的单一腔隙
   B. 在椎管骨膜与硬脊膜之间的硬膜下腔是一个很窄的腔隙
   C. 小脑延髓池与终池并不与蛛网膜下隙相通
   D. 由蛛网膜两侧伸延形成的齿状韧带位于脊神经的前、后根之间
   E. 蛛网膜下隙下端抵达第2骶椎平面

19. 下列关于脊神经根和脊髓被膜关系的描述,正确的是（　　）
   A. 当脊神经根穿过蛛网膜时带出被膜形成软脊膜鞘、蛛网膜鞘和硬脊膜鞘
   B. 脊神经根离开脊髓时被覆软脊膜
   C. 蛛网膜下隙一般在脊神经节的远端附近闭合
   D. 三层被膜一般在椎管内与脊神经外膜、中膜、内膜相延续
   E. 以上都正确

20. 不参与脊髓供血的动脉是（　　）
   A. 脊髓前、后动脉
   B. 根动脉
   C. 腰骶膨大动脉（Adamkiewicz动脉）
   D. 动脉冠
   E. 脊神经动脉

21. 下列关于蛛网膜下隙的描述,正确的是（　　）
   A. 向上附着枕骨大孔处骨膜
   B. 向下至第2尾椎高度附于尾骨
   C. 第1腰椎至第2骶椎间的蛛网膜下隙称终池

   D. 终池内含有脊髓和脊神经
   E. 脊髓膜蛛网膜在齿状韧带周围形成韧带周围间隙

22. 肩胛背神经支配（　　）
   A. 菱形肌　　　B. 斜方肌
   C. 背阔肌　　　D. 冈上肌
   E. 上后锯肌

23. 某患者扛重物后出现右腿交替性疼痛,并出现脊柱向左右的侧凸现象,且不论脊柱向何方向侧凸时症状均能缓解,医生诊断为腰椎间盘突出症,其出现交替疼痛的原因可能是（　　）
   A. 突出的椎间盘髓核从顶点压迫脊神经根
   B. 突出的椎间盘髓核从外侧压迫脊神经根
   C. 突出的椎间盘髓核从内侧压迫脊神经根
   D. 突出的椎间盘髓核从凹陷处压迫脊神经根
   E. 以上都有可能

24. 男性患者头痛、恶心、呕吐、发烧,诊断为脑脊髓膜炎,需行腰椎穿刺抽取脑脊液做化验,其进针部位应在（　　）
   A. 第12胸椎与第1腰椎棘突间隙
   B. 第1腰椎与第2腰椎棘突间隙
   C. 第3腰椎与第4腰椎棘突间隙
   D. 第5腰椎与骶椎间隙
   E. 第2对骶后孔处

25. 肩胛上神经支配（　　）
   A. 三角肌　　　B. 大圆肌
   C. 小圆肌　　　D. 冈下肌
   E. 肩胛下肌

26. 临床上采用后入路做肾脏手术时,由浅入深通过腰上三角区,在腰上三角的底深面腹横肌腱膜下应注意保护的神经是（　　）
   A. 腰交感干
   B. 股外侧皮神经
   C. 肋下及髂腹下神经

D. 生殖股神经

E. 股神经

27. 某患者外伤造成脊柱损伤,第 10 胸节处脊髓受压,需要做椎板减压术,打开椎板能到达到患处的部位为 （　　）

　　A. 第 4～6 胸椎

　　B. 第 6～8 胸椎

　　C. 第 8～10 胸椎

　　D. 第 9～10 胸椎

　　E. 第 10～12 胸椎

28. 某患者在一次搬抬重物后出现右侧腰腿痛,当脊柱向右侧弯曲时疼痛减轻,反之加重,诊断为椎间盘突出症,突出的髓核最可能从哪个位置压迫脊神经根 （　　）

　　A. 从外侧　　B. 从内侧

　　C. 从上方　　D. 从前方

　　E. 从后方

29. 腰上三角底部腱膜的深面有 3 条神经,自上而下依次为 （　　）

　　A. 肋下神经、髂腹下神经、髂腹股沟神经

　　B. 髂腹下神经、髂腹股沟神经、肋下神经

　　C. 肋下神经、髂腹股沟神经、髂腹下神经

　　D. 髂腹股沟神经、肋下神经、髂腹下神经

　　E. 髂腹股沟神经、髂腹下神经、肋下神经

30. 下列关于枕大神经和第 3 枕神经的描述,错误的是 （　　）

　　A. 枕大神经是第 1 颈神经后支的分支

　　B. 枕大神经的位置高于第 3 枕神经

　　C. 枕大神经与枕动脉伴行

　　D. 第 3 枕神经分布于项区皮肤

　　E. 第 3 枕神经不与动脉伴行

【B 型题】

(31～33 题共用备选答案)

　　A. 枕大神经

　　B. 第 3 枕神经

　　C. 臀上皮神经

　　D. 臀中皮神经

　　E. 臀下皮神经

31. 来自腰神经的皮神经是 （　　）

32. 分布于骶尾区的皮神经是 （　　）

33. 不属于脊柱区的皮神经是 （　　）

(34～36 题共用备选答案)

　　A. 肩胛冈内侧端的连线

　　B. 肩胛骨下角

　　C. 棘突

　　D. 髂嵴

　　E. 项韧带

34. 平第 3 胸椎棘突的是 （　　）

35. 平第 7 胸椎棘突的是 （　　）

36. 不能作脊柱区体表标志的是 （　　）

(37～39 题共用备选答案)

　　A. 项筋膜

　　B. 胸腰筋膜后层

　　C. 胸腰筋膜前层

　　D. 腰肋韧带

　　E. 腹横肌筋膜

37. 参与形成竖脊肌鞘的是 （　　）

38. 参与形成腰方肌鞘的是 （　　）

39. 不属于脊柱区的筋膜是 （　　）

【X 型题】

40. 围成枕下三角的肌是 （　　）

　　A. 头后小直肌

　　B. 头后大直肌

　　C. 头上斜肌

　　D. 头下斜肌

　　E. 半棘肌

41. 参与脊柱连结的结构是　　（　　）
   A. 后纵韧带
   B. 椎间盘
   C. 黄韧带
   D. 关节突关节
   E. 骶髂韧带
42. 下列关于窦椎神经的描述,正确的是
   　　　　　　　　　　　　（　　）
   A. 是自脊神经发出的脊膜支
   B. 又称 Luschka 神经
   C. 分布于硬脊膜
   D. 与来自交感干的交感神经纤维一起返回椎管内
   E. 分布于脊神经根外膜和后纵韧带
43. 腰穿时,穿刺针经过的层次有（　　）
   A. 棘上韧带　　B. 黄韧带
   C. 硬脊膜　　　D. 蛛网膜
   E. 软脊膜
44. 压迫脊神经根的常见原因有（　　）
   A. 椎间盘突出
   B. 黄韧带肥厚
   C. 关节突骨质增生
   D. 椎体边缘骨质增生
   E. 齿状韧带过长
45. 属背部浅层的肌肉是　　　（　　）
   A. 菱形肌　　　B. 肩胛提肌
   C. 斜方肌　　　D. 背阔肌
   E. 上后锯肌
46. 下列关于骨纤维孔的描述,正确的是
   　　　　　　　　　　　　（　　）
   A. 其上外侧界为横突间韧带内侧缘
   B. 位于椎间孔后外方,开口向后
   C. 下界为椎骨的椎上切迹
   D. 其内容有脊神经的后支
   E. 内侧界为下位椎骨的上关节突的外侧缘
47. 肩胛背神经支配　　　　　（　　）
   A. 肩胛提肌　　B. 背阔肌

   C. 肩胛下肌　　D. 菱形肌
   E. 冈上肌
48. 下列关于寰椎关节的描述,正确的是
   　　　　　　　　　　　　（　　）
   A. 寰枢关节包括寰枢正中关节和寰枢外侧关节
   B. 寰枢外侧关节由寰椎下关节面和枢椎上关节面构成
   C. 寰枢正中关节由齿突凹和齿突构成
   D. 寰枢十字韧带有限制齿突后移的作用
   E. 寰枢外侧关节的关节囊周围韧带紧张

二、名词解释
1. 脊肋角
2. 肩胛旁三角
3. 枕下三角
4. 腰上三角
5. 腰下三角
6. 钩椎关节
7. 硬膜外隙

三、填空题
1. 听诊三角的内上界为_____,外侧界为_____,下界为_____。
2. 枕下三角的内上界为_____,外上界为_____,外下界为_____,底为_____和_____。三角内有_____和_____经过。
3. 腰上三角位于_____肌深面,第_____肋的下方。其内侧界为_____,上界为_____,外下界为_____。
4. 腰上三角的浅面为_____覆盖,底部为_____起始部的腱膜。底部的前面自上而下有_____、____和_____走行。

5. 腰下三角由_____、_____和_____围成。

6. 腰下三角的底为_____，表面覆以_____和_____。右侧腰下三角前方与_____和_____相对应。

7. 椎管的前壁由_____、_____和_____构成，后壁由_____、_____和_____构成，侧壁由_____和_____构成。

8. 腰穿时刺针经皮肤、浅筋膜、深筋膜、_____、_____、_____和_____而到达_____。

9. 小脑延髓池穿刺时，针头依次经_____、_____、_____、_____、_____和_____后到达该池。

四、简答题

1. 简述在项部后正中线上枕骨大孔后缘下方进行小脑延髓池穿刺时所经过的层次结构。
2. 简述肾手术时腰部斜切口依次经过的层次。
3. 成人常用的腰椎穿刺部位在何处？如何确定？依次经过的层次结构是哪些？
4. 试述脊髓节段与椎体的对应关系。
5. 简述脊髓的被膜、脊膜腔及其特点。
6. 简述脊髓的动脉血供。
7. 简述椎管壁的构成及其临床意义。

【参/考/答/案】

一、选择题

【A 型题】

1. E	2. E	3. A	4. E	5. D
6. B	7. A	8. E	9. A	10. E
11. E	12. C	13. D	14. E	15. A
16. C	17. E	18. E	19. B	20. E
21. C	22. A	23. A	24. C	25. D
26. C	27. B	28. B	29. A	30. A

【B 型题】

| 31. C | 32. D | 33. E | 34. A | 35. B |
| 36. E | 37. B | 38. C | 39. E | |

【X 型题】

40. BCD	41. ABCD	42. ABCDE
43. ABCD	44. ABCD	45. CD
46. ABDE	47. AD	48. ABCD

2. E【解析】脊柱区的重要体表标志：①第7颈椎棘突较长，常作为辨认椎骨序数的标志；第4腰椎棘突平髂嵴最高点。②骶管裂孔和骶角：沿骶正中嵴向下，由第4、5骶椎背侧的切迹与尾骨围成骶管裂孔。裂孔两侧向下的突起为骶角，易于触及，是骶管麻醉的进针定位标志。③两侧髂嵴最高点的连线平对第4腰椎棘突。④两侧髂后上棘的连线平第2骶椎棘突。⑤两侧肩胛冈内侧端的连线平第3胸椎棘突，外侧端为肩峰，是肩部的最高点。⑥两肩胛骨下角的连线，平对第7胸椎棘突。⑦第12肋，在竖脊肌外侧可触及此肋，但有时甚短，易将第11肋误认为第12肋，以致腰部手术时的切口过高，有损伤胸膜的可能。⑧竖脊肌：在棘突两侧可触及，该肌外侧缘与第12肋的交角，称脊肋角。

103

肾位于该角深部,是肾囊封闭常用的进针部位。

16. C【解析】椎动脉起自锁骨下动脉第1段,沿前斜角肌内侧上行,穿上6个颈椎横突孔上行,经枕下三角入颅。当颈椎骨质增生而致横突孔变小时,椎动脉可受压迫而致颅内供血不足,即所谓椎动脉型颈椎病。

19. B【解析】脊神经根与脊髓被膜的关系:脊神经根离开脊髓时被覆以软脊膜,当穿脊髓蛛网膜和硬脊膜时,带出此二膜,形成蛛网膜鞘和硬脊膜鞘。向外达椎间孔处与脊神经外膜、神经束膜和神经内膜相延续。在神经根周围延伸的蛛网膜下隙至脊神经节近端附近即封闭消失。有时可伸展至脊神经近侧部,因而在进行脊柱旁注射时,药液有可能进入蛛网膜下隙内。

23. A【解析】椎间盘突出时,为了减轻对受压脊神经根的刺激,患者常常处于强迫性脊柱侧凸体位。此时,脊柱侧凸的方向取决于椎间盘突出的部位与受压神经根的关系。当突出椎间盘从内侧压迫脊神经时,脊柱弯向患侧。如果突出椎间盘从外侧压迫脊神经根时,脊柱弯向健侧。有时,椎间盘突出患者可出现左右交替性脊柱侧凸现象,其原因可能是突出椎间盘组织的顶点正巧压迫脊神经根。对于这样的患者,无论脊柱侧凸弯向何方,均可暂时缓解突出椎间盘对脊神经根的压迫。

27. B【解析】脊髓节段与椎体的对应关系为:成人第1~4颈脊髓节段平对同序数椎体,第5~8颈脊髓节段和第1~4胸脊髓节段平对同序数椎体的上1个椎体,第5~8胸脊髓节段平对同序数椎体上2个椎体,第9~12胸脊髓节段平对同序数椎体的上3个椎体,第1~5腰脊髓节段平对第10、11胸椎体,第1~5骶脊髓节段和1个尾骶节段平对第12胸椎体和第1腰椎体。

二、名词解释

1. 脊肋角:棘突两侧可触及竖脊肌,该肌外侧缘与第12肋的交角,称脊肋角。肾脏位于该角深部,是肾囊封闭常用的进针部位。

2. 肩胛旁三角:又称听诊三角,位于斜方肌的外下方,肩胛骨下角的内侧。该三角的内上界为斜方肌的外下缘,外侧界为肩胛骨的脊柱缘,下界为背阔肌的上缘。三角的底为薄层脂肪组织、深筋膜和第6肋间隙;表面覆以皮肤和浅筋膜,是背部听诊呼吸音最清楚的部位。

3. 枕下三角:位于枕下、项区深层上部,是由枕下肌围成的三角。该三角的内上界为头后大直肌,外上界为头上斜肌,外下界为头下斜肌。三角的底为寰枕后膜和寰椎后弓,浅面借致密结缔组织与夹肌和半棘肌相贴。枕大神经走行于该三角的浅面。该三角内有枕下神经及椎动脉的第三段经过。

4. 腰上三角:位于第12肋下方,背阔肌的深面。内侧界为竖脊肌的外侧缘,外下界为腹内斜肌的后缘,上界为第12肋。三角的底为腹横肌起始部腱膜,腱膜的深面有与第12肋平行的脊神经前支,自上而下为肋下神经、髂腹下神经和髂腹股沟神经。腹横肌腱膜的前方邻肾和腰方肌。腰上三角是腹后壁的薄弱区之一,腹腔器官若经此三角向后突出,则会形成腰疝。

5. 腰下三角:位于腰区的下部,腰上三角的外下方。由髂嵴、腹外斜肌后缘和背阔肌的前下缘围成。三角的底为腹内斜肌，表面仅覆以皮肤和浅筋膜，此三角为腹后壁的又一薄弱区，也会发生腰疝。在右侧，该三角的前方还与阑尾和盲肠相对应，故盲肠后位阑尾炎时，此三角区有明显的压痛或叩击痛。

6. **钩椎关节**：第 3～7 颈椎椎体上面外侧缘有明显向上的嵴样突起，称为椎体钩，而下面锥体外侧缘相应的部位有呈斜坡样的唇缘，两者共同组成钩椎关节，又称 Luschka 关节。钩椎关节有限制椎体向侧方移位、增加颈椎的稳定性和防止椎间盘向外后方脱出的作用。

7. **硬膜外隙**：是位于椎管骨膜与硬脊膜之间的窄隙。其内有脂肪、椎内静脉丛、脊神经脊膜支和淋巴管等，并有脊神经根及其伴行血管通过，正常时呈负压。由于硬脊膜紧密附着于枕骨大孔边缘，故此间隙不与颅内任何腔隙交通。

三、填空题

1. 斜方肌外下缘　肩胛骨脊柱缘
背阔肌上缘
2. 头后大直肌　头上斜肌　头下斜肌
寰枕后膜　寰椎后弓　枕下神经
椎动脉
3. 背阔　12　竖脊肌外缘　第 12 肋
腹内斜肌后缘
4. 背阔肌　腹横肌　肋下神经　髂腹下神经　髂腹股沟神经
5. 髂嵴　腹外斜肌后缘　背阔肌前下缘
6. 腹内斜肌　皮肤　浅筋膜　阑尾　盲肠
7. 椎体后面　椎间盘后缘　后纵韧带
椎弓板　黄韧带　关节突关节
椎弓根　椎间孔
8. 棘上韧带　棘间韧带　黄韧带
硬脊膜　脊髓蛛网膜　终池
9. 皮肤　浅筋膜　深筋膜　项韧带
寰枕后膜　硬脊膜　蛛网膜

四、简答题

1. **简述在项部后正中线上枕骨大孔后缘下方进行小脑延髓池穿刺时所经过的层次结构。**

    答 小脑延髓池穿刺须依次经皮肤、浅筋膜、深筋膜、项韧带、寰枕后膜、硬脊膜和蛛网膜到达小脑延髓池。

2. **简述肾手术时腰部斜切口依次经过的层次。**

    答 肾手术时，经腰部斜切口依次切开为皮肤、浅筋膜、背阔肌、腹外斜肌、下后锯肌与腹内斜肌、腹横肌、腹横筋膜、肾筋膜、肾脂肪囊、肾。

3. **成人常用的腰椎穿刺部位在何处？如何确定？依次经过的层次结构是哪些？**

    答 成人常用的腰椎穿刺部位在 3～5 腰椎棘突间。因脊髓下端平对第 1 腰椎椎体下缘，在其以下的椎管内无脊髓，只有马尾，故在此部位做腰椎穿刺一般不会损伤脊髓；髂嵴最高点的连线平对第 4 腰椎棘突、其上方为腰 3、4 棘突间，下方为腰 4、5 棘突间，椎管穿刺所经过的层次为皮肤、浅筋膜、棘上韧带、棘间韧带、黄韧带、椎管。

4. **试述脊髓节段与椎体的对应关系。**

    答 脊髓节段与椎体的对应关系为：成人第 1～4 颈脊髓节段平对同序数椎体，第 5～8 颈脊髓节段和第 1～4 胸脊髓节段平对同序数椎体的上 1 个椎体，第 5～8 胸脊髓节段平对同序数椎体上 2 个椎体，第 9～12 胸脊髓节段平对同序数椎体的上 3 个椎体，第 1～5 腰脊髓节段平对第 10～11 胸椎体，第 1～5 骶脊髓节段和 1 个尾髓节段平对第 12 胸椎体和第 1 腰椎体。

5. 简述脊髓的被膜、脊膜腔及其特点。

答 脊髓表面有3层被膜覆盖，由外向内为硬脊膜、脊髓蛛网膜和软脊膜。硬脊膜由致密结缔组织构成，厚而坚韧，形成长筒状的硬脊膜囊，上方附于枕骨大孔边缘，向下在第2骶椎高度形成一盲端，并借终丝附于尾骨，硬脊膜囊内有脊髓、马尾和31对脊神经根，硬脊膜与椎管骨膜之间有硬膜外隙。脊髓蛛网膜薄而半透明，向上与脑蛛网膜相续，自脊髓下端至第2骶椎高度扩大，形成终池，内有马尾和终丝。软脊膜柔软并富有血管，紧贴于脊髓表面并伸入脊髓的沟裂内，脊髓两侧的软脊膜增厚并向外突，形成齿状韧带。

6. 简述脊髓的动脉血供。

答 脊髓的动脉有来自椎动脉的脊髓前、后动脉和起自节段性动脉的根动脉。脊髓前动脉起自椎动脉颅内段，向内下行一小段距离，即合为一干，沿前正中裂下行至脊髓下端，沿途发出分支营养脊髓灰质和侧、前索的深部。脊髓后动脉起自椎动脉颅内段，斜向后内下，沿后外侧沟下行，沿途分支营养脊髓后角后部和后索。根动脉起自节段性动脉的脊支，即来自椎动脉颈段、颈升动脉、肋间后动脉、肋下动脉、腰动脉和骶外侧动脉；根动脉随脊神经穿椎间孔入椎管，分为前、后根动脉和脊膜支。前根动脉沿脊神经前根至脊髓，并分出升、降支连接相邻的的前根动脉，供应颈膨大和腰膨大的前根动脉较粗大，称颈膨大动脉和腰骶膨大动脉；前根动脉供应下颈节以下脊髓的腹侧2/3区域。后根动脉沿脊神经后根至脊髓。在脊髓表面有连接脊髓前、后动脉，前、后根动脉和两条脊髓后动脉间的血管，呈环状，称动脉冠，分支营养脊髓周边部。脊髓各供血动脉的吻合，在胸4和腰1节常不充分，为乏血区，易发生血液循环障碍。

7. 简述椎管壁的构成及其临床意义。

答 ①构成：前壁由椎体后面、椎间盘后缘和后纵韧带构成，后壁由椎弓板、黄韧带和关节突关节构成，两侧壁由椎弓根和椎间孔构成。②临床意义：构成椎管壁的任何结构发生病变，如椎体骨质增生、椎间盘突出及黄韧带肥厚等，均可使椎管腔变形或变窄，从而压迫椎管的内容物而产生一系列脊髓或脊神经根压迫症状。

（郑雪飞）

第7章 上 肢

【学/习/要/点】

一、掌握

1. 腋窝的位置、构成和内容。
2. 腋动脉的起止、行程、主要分支和分布。
3. 臂丛的组成、位置和主要分支。
4. 三边孔、四边孔的组成及穿经的结构。
5. 臂肌前群的层次、功能和神经支配。
6. 腋神经的起源、行程、分布及其与肱骨外科颈的关系。
7. 桡神经和肱深动脉的行程及其与肱骨的关系。
8. 头静脉、贵要静脉和肘正中静脉的行程及临床意义。
9. 肘窝的境界及内容。
10. 桡神经、尺神经和正中神经的起源、行程、主要分支、分布范围及它们容易损伤的部位和损伤后的主要表现。
11. 腕管的构成及通过的结构。
12. 手掌的层次以及掌浅弓、掌深弓的构成和位置。

二、熟悉

1. 胸大肌的起止、作用和神经支配。
2. 乳房的形态、位置、构造及淋巴回流。
3. 腋淋巴结的分群、位置和收集范围。
4. 肱二头肌的起止和作用。肱动脉的起止、行程、主要分支。
5. 肌皮神经的起源、行程和分布。
6. 前臂后肌群的分层排列、主要功能及神经支配。
7. 尺动脉、桡动脉的行程和主要分支分布。
8. 手掌肌的分群、排列、神经支配和功能。
9. "鼻烟窝"的构成、内容及其临床意义。
10. 手掌的筋膜间隙位置、境界及临床意义。
11. 指端的结构特点及临床意义。

【应/试/考/题】

一、选择题

【A/型/题】

1. 臂丛后束发出的神经是 （　）
   A. 肌皮神经　　B. 正中神经
   C. 桡神经　　　D. 尺神经
   E. 以上都不是

2. 不穿过锁胸筋膜的结构是 （　）
   A. 头静脉
   B. 胸外侧神经
   C. 胸长神经
   D. 胸肩峰静脉
   E. 胸肩峰动脉

3. 不经过腕管的结构是 （　）
   A. 正中神经
   B. 尺神经
   C. 指浅屈肌腱
   D. 指深屈肌腱
   E. 拇长屈肌腱

4. 下列肌肉的肌腱不参与肌腱袖的构成的是 （　）
   A. 肩胛下肌　　B. 大圆肌
   C. 冈上肌　　　D. 冈下肌
   E. 小圆肌

5. 肩关节囊最薄弱的部位是 （　）
   A. 前上部　　　B. 前下部
   C. 后上部　　　D. 后下部
   E. 上述都不是

6. 下列肌肉不受正中神经的支配的是（　）
   A. 桡侧腕屈肌
   B. 指深屈肌
   C. 拇收肌
   D. 指浅屈肌
   E. 拇短展肌

7. 腕管综合征是由于腕管内结构受压所致，患者常会出现的体征是 （　）
   A. 手部缺血
   B. 手掌变平呈"猿掌"
   C. 掌指关节过伸，呈"爪形手"
   D. 尺侧半手掌面感觉障碍
   E. 上述都不是

8. 关于桡动脉的描述，正确的是 （　）
   A. 在肱二头肌内侧沟内，发自肱动脉
   B. 在前臂上部，位于肱桡肌外侧
   C. 在前臂下部，位于桡侧腕屈肌腱内侧
   D. 在腕后区外侧部，通过"鼻烟窝"深部
   E. 在腕前区分出掌深支至手掌

9. 受正中神经和尺神经双重支配的肌肉是 （　）
   A. 骨间掌侧肌
   B. 骨间背侧肌
   C. 蚓状肌
   D. 指浅屈肌
   E. 指深屈肌

10. 不属于前臂后群深层肌的是 （　）
    A. 旋后肌　　　B. 拇长展肌
    C. 拇短伸肌　　D. 拇长伸肌
    E. 指伸肌

11. 下列结构是触摸尺神经的标志是 （　）
    A. 肩峰　　　　B. 桡骨粗隆
    C. 桡骨茎突　　D. 鹰嘴
    E. 肱骨内上髁

12. 下列结构是触摸桡神经的标志是 （　）
    A. 肩峰　　　　B. 桡骨粗隆

108

C. 桡骨茎突　　D. 鹰嘴
E. 肱骨内上髁
13. 穿过四边孔的结构是　　　（　）
A. 旋肩胛动脉
B. 胸背神经
C. 胸背动脉
D. 腋神经
E. 桡神经
14. 穿过三边孔的结构是　　　（　）
A. 旋肱后动脉
B. 旋肩胛动脉
C. 腋神经
D. 肩胛下动脉
E. 胸背神经
15. 下列关于肘窝内容的描述，正确的是
（　）
A. 正中神经居正中
B. 最内侧为尺动脉
C. 最外侧为肱二头肌腱
D. 桡神经于肱二头肌与肱桡肌之间穿出
E. 肘深淋巴结位于肱动脉末端附近
16. 下列关于肱动脉的描述，正确的是
（　）
A. 在小圆肌下缘续于腋动脉
B. 穿过喙肱肌、行于肱二头肌和肱肌之间
C. 下行至肱骨内、外上髁水平，分为桡动脉和尺动脉
D. 自其后内侧壁发出肱深动脉
E. 在臂部与桡神经伴行
17. 下列关于肱骨肌管的描述，错误的是
（　）
A. 位于臂后区深部
B. 由肱三头肌与肱骨桡神经沟围成
C. 内有桡神经通过
D. 内有肱深血管通过
E. 该管由外上方斜向内下方走行

18. 下列关于上肢浅静脉的描述，错误的是（　）
A. 贵要静脉起自手背静脉网的尺侧，行于肱二头肌下端的内侧
B. 头静脉起自手背静脉网的桡侧，行于肱二头肌外侧沟内
C. 头静脉穿锁胸筋膜，注入肱静脉
D. 贵要静脉穿臂腱膜，注入肱静脉
E. 肘正中静脉在肘关节附近连接头静脉和贵要静脉
19. 下列关于尺神经的描述，错误的是（　）
A. 起自臂丛内侧束，在肱二头肌内侧沟内下行
B. 经肱骨内上髁后方的尺神经沟下行
C. 在前臂行于尺侧腕屈肌和指深屈肌之间
D. 在桡腕关节上方，发出手背支
E. 穿过腕管进入手掌
20. 不通过腕管的结构是　　　（　）
A. 指浅屈肌腱
B. 指深屈肌腱
C. 掌长肌腱
D. 拇长屈腱
E. 正中神经
21. 位于肱二头肌腱膜深面的结构是
（　）
A. 肱动脉　　　B. 桡动脉
C. 尺动脉　　　D. 肱桡肌
E. 旋前圆肌
22. 肱骨外科颈骨折最易损伤的神经是
（　）
A. 肌皮神经　　B. 正中神经
C. 腋神经　　　D. 桡神经
E. 尺神经
23. 在腋腔后壁上，将三边孔和四边孔分隔的结构是　（　）
A. 肱三头肌长头
B. 背阔肌

C. 大圆肌

D. 小圆肌

E. 肩胛下肌

24. 下列关于掌深弓的描述,错误的是（   ）

　　A. 由桡动脉终支和尺动脉的掌深支吻合而成

　　B. 位于蚓状肌深面

　　C. 位于骨间肌浅面

　　D. 弓的凸缘居掌浅弓平面以下1~2cm

　　E. 与掌浅弓间有吻合

25. 下列关于肘窝的描述,错误的是（   ）

　　A. 上界为肱骨内、外上髁的连线

　　B. 下外侧界为肱桡肌,下内侧界为肱二头肌腱膜

　　C. 窝底为肱肌、旋后肌和肘关节囊

　　D. 内有肱动脉和肱静脉通过

　　E. 内有正中神经和桡神经通过

26. 下列关于肌皮神经的描述,正确的是（   ）

　　A. 发自臂丛后束

　　B. 穿过肱二头肌长头

　　C. 在肱二头肌内侧沟内下行

　　D. 终支移行为前臂内侧皮神经

　　E. 肌支支配臂前群肌

27. 查体显示:肩部膨隆外形消失,呈"方肩"畸形,提示损伤的神经是（   ）

　　A. 桡神经

　　B. 肩胛上神经

　　C. 肩胛下神经

　　D. 腋神经

　　E. 肩胛背神经

28. 经腕屈肌支持带浅面至手掌的结构是（   ）

　　A. 掌长肌腱和正中神经

　　B. 掌长肌腱和尺神经

　　C. 桡侧腕屈肌腱和桡动脉

　　D. 桡侧腕屈肌腱和正中神经

　　E. 指浅屈肌腱和尺神经

29. 下列不是腋动脉的分支的是（   ）

　　A. 胸肩峰动脉

　　B. 旋肱后动脉

　　C. 肩胛下动脉

　　D. 胸外侧动脉

　　E. 肩胛背动脉

30. 下列关于腋淋巴结的描述,错误的是（   ）

　　A. 中央淋巴结位于腋窝顶的脂肪组织中

　　B. 尖淋巴结沿腋静脉近侧段排列

　　C. 肩胛下淋巴结沿肩胛下血管排列

　　D. 外侧淋巴结沿腋静脉远侧段排列

　　E. 胸肌淋巴结沿胸外侧血管排列

31. 行经肱二头肌内侧沟的结构有（   ）

　　A. 肱动脉、肱静脉、正中神经

　　B. 肱动脉、肱静脉、正中神经、桡神经

　　C. 肱动脉、肱静脉、正中神经、尺神经

　　D. 肱动脉、肱静脉、贵要静脉

　　E. 肱动脉、肱静脉、正中神经、贵要静脉

32. 下列关于腋动脉第三段的描述,错误的是（   ）

　　A. 位于胸小肌下缘至大圆肌下缘之间

　　B. 前方有锁胸筋膜覆盖

　　C. 外侧有正中神经、肌皮神经

　　D. 内侧有尺神经、前臂内侧皮神经

　　E. 发出肩胛下动脉和旋肱前、后动脉

33. 下列关于头静脉的描述,错误的是（   ）

　　A. 起自手背静脉网的桡侧

　　B. 行经三角肌胸大肌间沟

　　C. 沿肱二头肌内侧沟上行

　　D. 穿锁胸筋膜注入腋静脉或锁骨下静脉

　　E. 经肘正中静脉与贵要静脉相吻合

34. 下列关于掌浅弓的描述,错误的是
   ( )
   A. 由桡动脉掌浅支和尺动脉终支吻合而成
   B. 居指屈肌腱及屈肌总腱鞘浅面
   C. 紧贴掌腱膜深面
   D. 位于蚓状肌深面
   E. 凸侧发出指掌侧总动脉和小指尺掌侧动脉

35. 下列关于肘窝内结构的排列关系,正确的是 ( )
   A. 肱动脉位于肱二头肌腱内侧
   B. 正中神经位于肱二头肌腱外侧
   C. 桡神经位于肱二头肌腱内侧
   D. 尺神经位于肱二头肌腱内侧
   E. 正中神经位于肱动脉外侧

36. 下列关于正中神经的描述,错误的是 ( )
   A. 伴肱血管行于肱二头肌内侧沟内
   B. 经肘窝,行于肱动脉尺侧
   C. 穿旋前圆肌,行于指浅屈肌、指深屈肌之间
   D. 经腕管下行入手掌
   E. 发出返支至小鱼际

【B型题】

(37~39题共用备选答案)
   A. 胸肩峰动脉
   B. 胸外侧动脉
   C. 肩胛下动脉
   D. 旋肩胛动脉
   E. 旋肱后动脉

37. 穿四边孔的动脉是 ( )
38. 穿锁胸筋膜的动脉是 ( )
39. 分布于前锯肌的动脉是 ( )

(40~42题共用备选答案)
   A. 头静脉   B. 贵要静脉
   C. 腋动脉   D. 肱动脉
   E. 肱深动脉

40. 行于肱二头肌内侧沟内的血管是 ( )
41. 行于肱二头肌外侧沟内的血管是 ( )
42. 行于肱骨肌管内的血管是 ( )

(43~45题共用备选答案)
   A. 正中神经
   B. 桡神经
   C. 尺神经
   D. 前臂外侧皮神经
   E. 前臂内侧皮神经

43. 位于肘窝外上方,肱二头肌与肱肌之间的是 ( )
44. 位于肘窝外侧,肱肌与肱桡肌之间的是 ( )
45. 穿旋前圆肌进入前臂的是 ( )

(46~49题共用备选答案)
   A. 尺动脉
   B. 桡动脉
   C. 指掌侧固有动脉
   D. 掌浅弓
   E. 掌深弓

46. 骨间总动脉源于 ( )
47. 经拇长展肌腱和拇短伸肌腱深面到达"鼻烟窝"的是 ( )
48. 掌心动脉源于 ( )
49. 位于掌腱膜与指屈肌腱之间的是 ( )

【X型题】

50. 由臂丛后束发出的神经有 ( )
   A. 腋神经   B. 正中神经
   C. 桡神经   D. 尺神经
   E. 肌皮神经

51. 位于臂前部骨筋膜鞘内的结构有 （   ）
    A. 臂肌前群   B. 肱血管
    C. 肌皮神经   D. 正中神经
    E. 桡神经在臂部的全段
52. 穿过四边孔的结构是 （   ）
    A. 旋肱前动脉
    B. 旋肱后动脉
    C. 旋肩胛动脉
    D. 腋神经
    E. 胸长神经
53. 穿过锁胸筋膜的结构是 （   ）
    A. 头静脉
    B. 贵要静脉
    C. 胸肩峰动、静脉
    D. 胸外侧动脉
    E. 胸外侧神经
54. 下列关于前臂骨间后血管神经束的描述，正确的是 （   ）
    A. 位于前臂后肌群浅、深层之间
    B. 在肘窝外侧，肱骨外上髁前方，桡神经分为浅、深两支
    C. 桡神经深支在桡骨头下方5～7cm处穿出，改称骨间后神经
    D. 桡神经的深支与骨间总动脉伴行
    E. 骨间后动脉初居旋后肌深面，后穿出行于前臂后群浅、深层肌之间
55. 穿过腕管的结构是 （   ）
    A. 指浅屈肌腱   B. 指深屈肌腱
    C. 拇长屈肌腱   D. 正中神经
    E. 尺神经
56. 当肱骨中段骨折时，易发生的情况是 （   ）
    A. 可以合并桡神经和肱深动脉损伤
    B. 不能伸腕、伸指
    C. 臂后群肌瘫痪，肘关节呈屈曲位，不能伸肘

    D. 抬前臂时呈"垂腕"状
    E. 感觉障碍以手背第1、2掌骨间皮肤最为明显
57. 下列结构围成腋窝的顶的有 （   ）
    A. 锁骨中份
    B. 喙突
    C. 肩胛骨上缘
    D. 第1肋外缘
    E. 肩峰
58. 下列关于肱深动脉的描述，正确的是 （   ）
    A. 为腋动脉第3段发出的分支
    B. 行经肱骨桡神经沟
    C. 主要供应臂后群肌肉
    D. 与桡神经伴行
    E. 肱骨外科颈骨折时易损伤
59. 下列关于肌皮神经的描述，正确的是 （   ）
    A. 发自臂丛外侧束
    B. 支配臂前群肌肉
    C. 前臂外侧皮神经为其终支
    D. 分布于前臂外侧皮肤
    E. 支配旋前圆肌
60. 下列关于桡动脉的描述，错误的是 （   ）
    A. 行经桡神经沟
    B. 与桡神经浅支伴行
    C. 经腕管进入手掌
    D. 发出骨间总动脉
    E. 与同名静脉伴行
61. 下列关于上肢浅静脉的描述，正确的是 （   ）
    A. 头静脉在尺骨茎突后方起于手背静脉网
    B. 贵要静脉起于手背静脉网，行于臂部和前臂内侧
    C. 头静脉最后注入腋静脉

· 112 ·

D. 贵要静脉行经胸大肌三角肌沟

E. 肘正中静脉在肘关节附近连接头静脉和贵要静脉

62. 下列关于腋淋巴结的描述,正确的是 （　　）

A. 外侧淋巴结沿腋静脉远侧段排列

B. 尖淋巴结沿腋静脉近侧段排列

C. 胸肌淋巴结沿胸外侧血管排列

D. 肩胛下淋巴结沿肩胛下神经排列

E. 中央淋巴结沿腋动静脉及臂丛神经排列

63. 下列关于肘关节动脉网的描述,正确的是 （　　）

A. 尺侧上副动脉、下副动脉由肱动脉发出

B. 桡侧返动脉由桡动脉发出

C. 桡侧副动脉由桡动脉发出

D. 尺侧返动脉由尺动脉发出

E. 骨间返动脉由骨间总动脉发出

64. 组成肩胛动脉网的动脉是　　（　　）

A. 旋肱前动脉　　B. 旋肱后动脉

C. 肩胛背动脉　　D. 旋肩胛动脉

E. 肩胛上动脉

65. 手掌中间骨筋膜鞘(掌中间鞘)内含有的结构是 （　　）

A. 屈肌总腱鞘

B. 蚓状肌

C. 掌浅弓

D. 指掌侧总神经

E. 掌中间隙

66. 通常可触及动脉搏动的上肢部位是 （　　）

A. 紧靠桡侧腕屈肌腱外侧

B. 桡骨远端的后方

C. 紧靠尺侧腕屈肌腱的外侧

D. 手舟骨和大多角骨表面

E. 腋窝和肘窝

67. 下列关于腋动脉的描述,正确的是 （　　）

A. 胸肩峰动脉发自腋动脉第一段

B. 胸外侧动脉发自腋动脉第二段

C. 旋肱后动脉发自腋动脉第三段

D. 胸上动脉发自腋动脉第二段

E. 肩胛下动脉发自腋动脉第三段

68. 下列关于上肢的描述,正确的是 （　　）

A. 最常用于静脉采血的血管是肘正中静脉

B. 测量血压时,通常在肘部听诊的标志是肱二头肌腱

C. 在腕前确定正中神经的标志是掌长肌腱

D. 触摸桡动脉的标志是桡侧腕屈肌腱

E. 大圆肌为腋动脉、肱动脉的分界标志

69. 下列关于旋前圆肌的描述,正确的是 （　　）

A. 桡动脉沿旋前圆肌上缘斜面外下,在前臂中部跨过旋前圆肌止点前方下行

B. 桡神经在前臂中部处与桡动脉伴行,同时跨过旋前圆肌止点前方至前臂下段

C. 正中神经穿旋前圆肌两头之间

D. 尺动脉自肱动脉发出后,在旋前圆肌中点处穿过该肌深头的深面

E. 尺神经穿过旋前圆肌两头之间,进入尺侧腕屈肌的深面

70. 下列关于腋鞘的描述,正确的是 （　　）

A. 为颈深筋膜深层的延续

B. 包裹臂丛锁骨下部

C. 包裹腋血管和腋神经

D. 臂丛锁骨下部麻醉时常将麻醉药注入此鞘内

E. 鞘内感染可经血管神经束向邻近各区蔓延

· 113 ·

二、名词解释

1. 肱骨肌管
2. 鼻烟窝
3. 肌腱袖
4. 屈肌支持带
5. 三边孔
6. 四边孔
7. axillary sheath
8. carpal canal
9. axillary fossa
10. 鱼际间隙

三、填空题

1. 前臂外侧皮神经为_____的终支，在前臂浅筋膜内与_____静脉伴行。
2. 掌浅弓由_____和_____吻合而成，发出_____和_____分支至手指；掌深弓由_____和_____吻合而成，发出_____与掌浅弓的分支相吻合。
3. 腋动脉的第2段位于_____，此段发出的分支有_____和_____；腋动脉的第3段位于_____和_____之间，此段发出的分支有_____、_____和_____。
4. 肱动脉在_____处续于腋动脉，在臂部沿_____下行，至肘窝上部约在_____平面分为_____和_____两大终支。
5. 行经肱二头肌内侧沟内的神经有_____、_____和_____。
6. 肱骨肌管由_____和_____共同围成，管内有_____和_____通过。
7. 肱桡肌由_____神经支配，此肌构成_____的下外侧界。
8. 肘窝的上界为_____，下外侧界为_____，下内侧界为_____，在窝内_____位于最内侧。
9. 在肘窝外侧肱肌与肱桡肌之间可发现_____神经，肱肌与肱二头肌外侧缘之间有_____神经。
10. 解剖学"鼻烟窝"的桡侧界为_____和_____，尺侧界为_____、近侧界为_____，窝内有_____经过。
11. 肌皮神经起自_____，穿过_____至_____与_____之间行向外下，终支在肘窝外上方穿出，移行为_____，肌支支配_____。
12. 在肘前区的浅静脉中，_____和_____分别行于肱二头肌腱的外侧和内侧，_____是临床静脉取血的常用静脉。
13. 前臂肌后群浅层由桡侧向尺侧依次为_____、_____、_____和_____。
14. 三边孔的上界是_____和_____，外侧界为_____，其内有_____通过；四边孔的下界为_____和_____，其内有_____和_____通过。
15. 锁胸筋膜是位于_____、_____和_____之间的胸部深筋膜，有_____、_____和_____穿过，其后方为腋动脉第_____段。

四、简答题

1. 简述腋动脉以胸小肌为标志的分段情况及其主要分支。
2. 简述腋淋巴结的分群及其收纳范围。

3. 简述解剖手掌时由浅入深所要经过的层次结构。
4. 简述三边孔和四边孔的定义及其通过的重要结构。

五、论述题
1. 根据所学的解剖学知识解释肱骨外科颈、肱骨中份和肱骨内上髁骨折后分别出现的主要临床症状及其原因。
2. 试述正中神经的走行、主要分支及其分布范围。
3. 试述腋窝的构成、各壁的结构和主要内容。
4. 试述腕管综合征产生的解剖学基础。

【参/考/答/案】

一、选择题

【A 型题】

1. C	2. C	3. B	4. B	5. B
6. C	7. B	8. D	9. C	10. E
11. E	12. C	13. D	14. B	15. E
16. D	17. E	18. C	19. E	20. C
21. A	22. C	23. A	24. D	25. B
26. E	27. D	28. B	29. E	30. A
31. A	32. B	33. C	34. D	35. A
36. E				

【B 型题】

37. E	38. A	39. B	40. D	41. A
42. E	43. D	44. B	45. A	46. A
47. B	48. E	49. D		

【X 型题】

50. AC	51. ABCD	52. BD
53. ACE	54. ABCE	55. ABCD
56. ABDE	57. ACD	58. BCD
59. ABCD	60. ACD	61. BCE
62. ABC	63. ABDE	64. CDE
65. ABCD	66. ACDE	67. BCE
68. ABCDE	69. ABCD	70. ABDE

2. C【解析】胸长神经起自锁骨上部与胸外侧动脉伴行，沿腋中线后方前锯肌表面下降。
3. B【解析】尺神经在腕部经腕尺侧管。
6. C【解析】拇收肌由尺神经深支支配。
7. B【解析】腕管内正中神经受压损伤，鱼际肌萎缩所致。
9. C【解析】正中神经支配第1、2 蚓状肌，尺神经支配第3、4 蚓状肌。
12. C【解析】桡神经浅支在前臂下部，经肱桡肌腱深面转至前臂后区，并继续下行至手背桡侧半。
15. E【解析】肘窝内容：由尺侧向桡侧依次为正中神经、肱动脉及其伴行静脉、肱二头肌腱、桡神经及其分支。桡神经位于肱肌和肱桡肌之间，肘深淋巴结位于肱动脉末端附近。
17. E【解析】肱骨肌管又称桡神经管，内上斜向外下走行。
18. C【解析】头静脉穿锁胸筋膜，注入腋静脉或锁骨下静脉。
20. C【解析】掌长肌腱经屈肌支持带浅面进入手掌。
22. C【解析】腋神经与旋肱后血管伴行，穿四边孔，绕肱骨外科颈至三角肌深面。
24. D【解析】掌深弓居掌浅弓平面以上 1~2cm。
25. B【解析】肘窝的下内侧界为旋前圆肌。

27. D【解析】腋神经损伤可导致三角肌瘫痪萎缩,肩不能外展,患者肩部失去圆隆外形,肩峰突出于皮下呈"方肩"。
29. E【解析】肩胛背动脉发自锁骨下动脉。
30. A【解析】中央淋巴结位于腋窝底的脂肪组织中。
33. C【解析】头静脉在臂前区,沿肱二头肌外侧沟上行。
34. D【解析】掌浅弓位于蚓状肌的浅面。
36. E【解析】正中神经发出返支,进入鱼际肌。
48. E【解析】掌深弓的凸侧发出3条掌心动脉。
51. ABCD【解析】桡神经在臂部位于臂后骨筋膜鞘内。
54. ABCE【解析】桡神经深支穿旋后肌,至前臂后区,与骨间后动脉伴行。
56. ABDE【解析】肱骨中段骨折引起的桡神经损伤,主要导致前臂伸肌群的瘫痪。
59. ABCD【解析】旋前圆肌由正中神经支配。
61. BCE【解析】头静脉起自手背静脉网的桡侧,后经肱二头肌外侧沟、三角肌胸大肌间沟,穿锁胸筋膜注入腋静脉或锁骨下静脉;贵要静脉起自手背静脉网的尺侧,行于肱二头肌下端的内侧,穿臂筋膜注入肱静脉或腋静脉。
63. ABDE【解析】桡侧副动脉由肱深动脉发出。
65. ABCD【解析】手掌的筋膜间隙包括掌中间隙和鱼际间隙,都位于掌中间鞘的深部。
69. ABCD【解析】尺神经经尺神经沟向下,穿尺侧腕屈肌两头之间进入前臂前区。

二、名词解释

1. 肱骨肌管:又称桡神经管,由肱三头肌和肱骨桡神经沟围成,其内有桡神经和肱深动、静脉通过。
2. 鼻烟窝:是位于手背外侧部的浅凹,尺侧由拇长伸肌腱,桡侧由拇长展肌腱和拇短伸肌腱围成,近侧界为桡骨茎突。该窝的底部由手舟骨和大多角骨构成。在"鼻烟窝"深部有桡动脉通过,体表可触及其搏动,临床上可在此结扎该血管。
3. 肌腱袖:又称肩袖,是由冈上肌、冈下肌、小圆肌和肩胛下肌的肌腱联合形成的腱膜结构,包绕肩关节的前方、上方和后方,并与肩关节囊愈合,对肩关节起着保护和增强关节稳固性的作用。肩关节损伤或脱位时,常导致肌腱袖破裂。
4. 屈肌支持带:又称腕横韧带,是前臂深筋膜在腕部增厚形成的纤维性结缔组织束,厚而坚韧,横架于腕骨沟的上方,尺侧附于豌豆骨和钩骨钩,桡侧附于手舟骨和大多角骨结节,将腕骨沟封闭成腕管。
5. 三边孔:是位于腋窝后壁的一个三角形间隙,其上界为小圆肌和肩胛下肌,下界为大圆肌和背阔肌,外侧界为肱三头肌长头,内有旋肩胛血管经过。
6. 四边孔:是位于腋窝后壁的一个四边形间隙,其上界为小圆肌和肩胛下肌,下界为大圆肌和背阔肌,内侧界为肱三头肌长头,外侧界为肱骨外科颈,内有腋神经及旋肱后动脉、静脉穿过。
7. 腋鞘:腋鞘为颈深筋膜深层延续至腋窝,包裹腋动脉、静脉及臂丛所形成的筋膜鞘,临床上作臂丛锁骨下部麻醉时,将药液注入腋鞘内。
8. 腕管:腕管由屈肌支持带与腕骨沟共同

围成。管内有屈肌总腱鞘包裹的指浅屈肌腱、指深屈肌腱、拇长屈肌腱及其腱鞘和正中神经。腕骨骨折时可压迫正中神经,导致腕管综合征。

9. **腋窝**:上肢外展时,腋区出现穹隆状皮肤凹陷,其深面四棱锥形的腔隙即腋窝。腋窝由顶、底和四壁构成。

10. **鱼际间隙**:位于掌中间鞘桡侧半的深部,前界为示指屈肌腱、第1蚓状肌及掌中隔前部,后界为拇收肌筋膜,内侧界为掌中隔,外侧界为掌外侧肌间隔,近端是盲端,远端经第1蚓状肌管与示指背侧相通。

三、填空题

1. 肌皮神经 头
2. 尺动脉终支 桡动脉掌浅支 指掌侧总动脉 小指尺掌侧动脉 桡动脉终支 尺动脉掌深支 掌心动脉
3. 胸小肌后方 胸肩峰动脉 胸外侧动脉 胸小肌下缘 大圆肌下缘 肩胛下动脉 旋肱前动脉 旋肱后动脉
4. 大圆肌下缘 肱二头肌内侧沟 桡骨颈 桡动脉 尺动脉
5. 正中神经 尺神经 前臂内侧皮神经
6. 肱骨桡神经沟 肱三头肌 肱深血管 桡神经
7. 桡 肘窝
8. 肱骨内、外上髁的连线 肱桡肌 旋前圆肌 正中神经
9. 桡 前臂外侧皮
10. 拇长展肌腱 拇短伸肌腱 拇长伸肌腱 桡骨茎突 桡动脉
11. 臂丛外侧束 喙肱肌 肱二头肌 肱肌 前臂外侧皮神经 臂前肌群
12. 头静脉 贵要静脉 肘正中静脉
13. 桡侧腕长伸肌 桡侧腕短伸肌 指伸肌 小指伸肌 尺侧腕伸肌
14. 小圆肌 肩胛下肌 肱三头肌长头 旋肩胛血管 大圆肌 背阔肌 旋肱后血管 腋神经
15. 锁骨下肌 胸小肌 喙突 头静脉 胸肩峰血管 胸外侧神经 1

四、简答题

1. 简述腋动脉以胸小肌为标志的分段情况及其主要分支。

答 腋动脉以胸小肌为标志分为3段。第1段:位于第1肋外侧缘至胸小肌上缘之间,该段的主要分支有胸上动脉,细小,分布于第1、2肋间隙的前部。第2段:位于胸小肌后方,该段的主要分支有2个。胸肩峰动脉,穿锁胸筋膜后分布于胸大肌、胸小肌、三角肌和肩峰等;胸外侧动脉,于腋中线稍前方,沿前锯肌表面下行,分布于前锯肌、胸大肌、胸小肌和女性乳房。第3段:位于胸小肌下缘至大圆肌下缘之间,该段的主要分支有肩胛下动脉、旋肱后动脉和旋肱前动脉。肩胛下动脉,沿肩胛下肌下缘向后下方走行,分为胸背动脉和旋肩胛动脉。胸背动脉营养背阔肌,旋肩胛动脉穿三边孔入冈下窝,营养附近的肌肉。旋肱前、后动脉:绕肱骨外科颈相互吻合,分布于三角肌和肩关节。

2. 简述腋淋巴结的分群及其收纳范围。

答 腋淋巴结位于腋静脉及其属支周围的疏松结缔组织中,依其位置可分为五群,与腋窝的尖、底和四壁相适应。外侧淋巴结(外侧群):沿腋静脉远侧段排列,收纳上肢的浅、深淋巴管;胸肌淋巴结(前群):位于胸小肌下缘,沿胸外侧血管排列,收纳胸前外侧壁、脐以上腹壁、乳房外侧部和中央部的淋巴管;肩胛下淋巴结(后群):位于腋窝后壁,沿

肩胛下血管排列，收纳肩胛区、胸后壁和背部的淋巴管；中央淋巴结：位于腋窝底的疏松结缔组织内，收纳腋窝前、后、外侧群淋巴结的输出淋巴管，是最大的一群腋淋巴结；尖淋巴结（尖群）：沿腋静脉近侧段排列，收纳中央淋巴结和其他各群淋巴结的输出淋巴管，以及乳房上部的淋巴管。

3. 简述解剖手掌时由浅入深所要经过的层次结构。

答 手掌心由浅入深分别为皮肤、浅筋膜、掌腱膜、掌浅弓、正中神经和尺神经浅支、指浅屈肌腱、指深屈肌腱、蚓状肌、掌深弓、尺神经深支、掌骨及骨间肌（掌侧、背侧骨间肌）。

4. 简述三边孔和四边孔的定义及其通过的重要结构。

答 在腋窝的后壁，小圆肌和肩胛下肌（上界）、大圆肌和背阔肌（下界）、肱骨上端之间有一间隙，其中间有肱三头肌长头通过，由此将其分为内侧的三边孔和外侧的四边孔。三边孔内有旋肩胛血管通过，四边孔内有旋肱后血管和腋神经通过。

五、论述题

1. 根据所学的解剖学知识解释肱骨外科颈、肱骨中份和肱骨内上髁骨折后分别出现的主要临床症状及其原因。

答 ①肱骨外科颈位于肱骨解剖颈下方2~3cm处，系肱骨头与体的交界处，相对较细，易发生骨折。腋神经发自臂丛后束向后绕肱骨外科颈至三角肌深面，支配三角肌和小圆肌。当肱骨外科颈骨折时，极易损伤腋神经，临床表现为三角肌萎缩，肩峰突出，形成"方形肩"，肩关节不能外展，三角肌区皮肤感觉障碍。②由于桡神经沟位于肱骨中份，故肱骨中份骨折易使桡神经损伤。损伤后主要运动障碍是前臂后群伸腕肌瘫痪，不能伸腕，故临床上表现为抬前臂时呈"垂腕"状；腕及各指不能伸直，拇指不能外展；感觉障碍以第1~2掌骨间隙背面"虎口区"皮肤最为明显。③肱骨内上髁的后下方有尺神经沟，沟内有尺神经通过，故肱骨内上髁骨折时易损伤尺神经。损伤后的运动障碍表现为屈腕力量减弱，无名指及小指掌指关节不能屈，拇指不能内收，其他各指亦不能内收及外展。由于骨间肌的瘫痪萎缩，掌骨间隙出现凹陷，掌骨突出，小鱼际肌萎缩，而形成"爪形手"。手掌尺侧1/3及尺侧一个半手指的皮肤和手背尺侧半及尺侧两个半手指背面的皮肤感觉障碍。

2. 试述正中神经的走行、主要分支及其分布范围。

答 正中神经内、外侧根起自臂丛内、外侧束，在臂上部位于肱动脉的外侧或前外，沿肱二头肌内侧沟下行。在臂中份正中神经斜过肱动脉的前方，由动脉的上外走向下内，其在臂部无分支。正中神经经肱二头肌腱膜深面、肱二头肌腱内侧进入肘窝，在窝内位于肱动脉内侧。在前臂上份，正中神经向内侧发出许多肌支支配前臂大部分屈肌，并穿旋前圆肌两头之间进入前臂指浅屈肌的深面；在前臂中1/3段正中神经位于指浅屈肌、指深屈肌之间，在前臂下1/3段位于桡侧腕屈肌腱和掌长肌腱之间。正中神经经腕管（屈肌支持带深面）入手掌，行与掌浅弓和指浅屈肌腱之间，并发出正中神经返支至鱼际。

正中神经在前臂上份向内侧发出肌支

支配除肱桡肌、尺侧腕屈肌和指深屈肌尺侧半外的所有前臂前群肌（屈肌），返支支配除拇收肌外的鱼际各肌；正中神经至蚓状肌的神经，共两条，发自第 2 掌骨两侧的两条指掌侧总神经，支配第 1、2 蚓状肌。正中神经发出皮支分布于手掌掌心、鱼际和手掌桡侧半及桡侧三个半手指掌侧及其中、远节背侧的皮肤。正中神经如在臂部受损，运动障碍表现为前臂不能旋前，屈腕能力减弱，拇指不能屈曲对掌，鱼际肌萎缩。

3. **试述腋窝的构成、各壁的结构和主要内容。**

答 腋窝呈四棱锥形腔隙。腋窝的顶即腋窝的上口，向上内通颈根部，由锁骨中份、第 1 肋外缘和肩胛骨上缘围成；底由皮肤、浅筋膜和腋筋膜构成；四壁包括前、后壁和内、外侧壁。前壁：由胸大肌、胸小肌、锁骨下肌和锁胸筋膜构成；后壁：由背阔肌、大圆肌、肩胛下肌和肩胛骨构成；内侧壁：由前锯肌、上位 4 条肋骨及肋间肌构成；外侧壁：由喙肱肌、肱二头肌长、短头和肱骨结节间沟构成。腋窝的内容：主要有臂丛锁骨下部及其分支、腋动脉及其分支、腋静脉及其属支、腋淋巴结和疏松结缔组织等结构。

4. **试述腕管综合征产生的解剖学基础。**

答 腕管综合征通常是由于屈肌支持带（腕横韧带）下方的正中神经受压引起。腕骨共 8 块，互相连接为一体，背侧面隆凸，掌侧面凹陷，成为腕骨沟。沟的桡侧有由舟骨结节和大多角骨结节共同构成的桡侧隆起，尺侧有由豌豆骨和钩骨共同构成的尺侧隆起。腕横韧带横架于桡侧、尺侧隆起之上，形成腕管。管内主要有浅屈肌腱、深屈肌腱、拇长屈肌腱和正中神经通过。拇长屈肌腱及指深屈肌腱在深层，指浅屈肌腱和正中神经在浅层。由于腕管比较狭窄，任何使腕管管腔变窄，压力增大的病因，如外伤出血或渗出等，均可造成管内压力增高，使正中神经受压，而引起其分布区的感觉异常、疼痛、麻木及运动无力。

由于正中神经的掌浅支在腕管的近侧发出而未入腕管，从腕横韧带浅面分布于手，所以，手掌桡侧半的皮肤感觉是正常的。由于尺神经和指长屈肌的功能不受该综合征的影响，所以，既不出现拇指内收减弱（尺神经的功能），也不出现食指和中指呈"爪形"（指长屈肌的功能）的现象。供应手部的大动脉也不通过腕管，所以手部不会有循环障碍。临床上当腕管综合征患者手术切断腕横韧带解除压迫后，其症状即可消失。

（秦 杰）

第8章 下 肢

【学/习/要/点】

一、掌握

1. 下肢重要的骨性、肌性标志,坐骨神经的体表投影。
2. 梨状肌上、下孔及坐骨小孔的围成及穿经结构,坐骨神经与梨状肌的关系。
3. 坐骨神经的行程、分布。
4. 大隐静脉的行程、属支、交通。
5. 肌腔隙、血管腔隙的位置、境界及内容。
6. 股三角的位置、境界、内容及内容物的位置关系。
7. 股鞘与股管的概念。
8. 收肌管的位置、构成及内容。
9. 闭孔血管、神经的行程、分支和分布。
10. 腘窝的境界、构成及内容物的位置关系。
11. 胫神经、腓总神经的行程、分支和分布。
12. 胫前动、静脉,腓深神经的行程和分布。
13. 胫后动、静脉和胫神经的行程和分布。
14. 腓浅神经的行程、分布。
15. 小隐静脉的起止、行程和交通关系。
16. 足背动脉的行程及其与腓深神经的关系。
17. 踝管的构成及内容的排列关系。

二、熟悉

1. 臀肌的层次。
2. 阔筋膜的配布特点,髂胫束、隐静脉裂孔的形成。
3. 腓肠神经的合成、行程和分布。
4. 踝前区肌腱排列顺序。
5. 腘窝的交通。
6. 足底及足弓的构成。

【应/试/考/题】

一、选择题

【A 型题】

1. 坐骨结节最易触及的体位是 （ ）
   A. 仰卧位　　　B. 屈髋位
   C. 俯卧位　　　D. 侧卧位
   E. 站立位

2. 下肢全长的测量点是 （ ）
   A. 髂嵴至跟骨结节
   B. 股骨大转子至外踝
   C. 髂前上棘至内、外踝连线的中点
   D. 髂前上棘至内踝尖
   E. 坐骨结节至跟骨结节

3. Nelaton 线是侧卧、髋关节半屈位时（ ）
   A. 大转子尖与髂前上棘的连线
   B. 大转子尖与髂结节的连线
   C. 大转子尖与髂后上棘的连线
   D. 坐骨结节与髂后上棘的连线
   E. 坐骨结节与髂前上棘的连线

4. 一患者骑自行车不慎摔倒，造成骨折，医生检查发现，左右两大转子尖与同侧的髂前上棘连线的延长线相交于脐的右下方，这提示 （ ）
   A. 右耻骨上支骨折
   B. 右坐骨支骨折
   C. 左坐骨结节骨折
   D. 左髂骨骨折
   E. 左股骨颈骨折

5. 下肢力线通过的三点是 （ ）
   A. 股骨头中点、胫骨粗隆、第 1 趾蹼
   B. 股骨头中点、髌骨中点、第 1 趾蹼
   C. 股骨头中点、胫骨平台、跟骨结节
   D. 髂前上棘、髌骨中点、中趾外侧
   E. 髂嵴、髌骨中点、跟骨结节

6. 坐骨神经干的体表投影是 （ ）
   A. 髂后上棘至股骨大转子尖的连线
   B. 坐骨结节至股骨大转子尖的连线
   C. 坐骨结节与股骨大转子连线的中、内 1/3 交点至股骨两髁之间中点的连线
   D. 髂后上棘至股骨大转子尖连线的上、中 1/3 交点
   E. 髂后下棘至坐骨结节连线的中点

7. 下列关于臀部的描述，正确的是（ ）
   A. 臀部皮肤较薄，但富有皮脂腺和汗腺
   B. 臀部的皮神经分为三组
   C. 臀部的浅筋膜可分 2 层
   D. 臀肌属背肌，分 3 层
   E. 臀部的深筋膜称臀筋膜，与腹后壁深筋膜相延续

8. 下列关于臀部的皮神经描述，正确的是 （ ）
   A. 第 1~3 腰神经后支的外侧支组成臀上皮神经
   B. 股后皮神经的分支组成臀内侧皮神经
   C. 第 1~3 骶神经的后支组成臀下皮神经
   D. 臀部外上部的皮肤感觉由髂腹股沟神经支配
   E. 以上均正确

9. 急性腰扭伤时，易受牵拉错位的神经是 （ ）
   A. 臀中皮神经
   B. 臀上皮神经

C. 臀下皮神经
D. 髂腹下神经外侧支
E. 髂腹沟神经

10. 为了避免损伤坐骨神经,臀部安全注射部位选择在　　　　　(　)
    A. 外上象限　　B. 外下象限
    C. 内上象限　　D. 内下象限
    E. 臀部的中央区

11. 通过梨状肌上孔的结构由外侧至内侧依次为　　　　　(　)
    A. 臀上神经、臀上静脉、臀上动脉
    B. 臀上静脉、臀上神经、臀上动脉
    C. 臀上静脉、臀上动脉、臀上神经
    D. 臀上动脉、臀上静脉、臀上神经
    E. 臀上神经、臀上动脉、臀上静脉

12. 出入梨状肌下孔的结构,居最外侧的是　　　　　(　)
    A. 股后皮神经
    B. 臀下神经
    C. 坐骨神经
    D. 阴部神经
    E. 臀上神经

13. 通过坐骨小孔的结构由外至内依次为　　　　　(　)
    A. 阴部内动脉、阴部内静脉、阴部神经
    B. 阴部神经、阴部内动脉、阴部内静脉
    C. 阴部内动脉、阴部神经、阴部内静脉
    D. 阴部内静脉、阴部内动脉、阴部神经
    E. 阴部内静脉、阴部神经、阴部内动脉

14. 支配臀大肌的神经是　　　　　(　)
    A. 坐骨神经　　B. 阴部神经
    C. 臀上神经　　D. 臀下神经
    E. 闭孔神经

15. 出梨状肌下孔,入坐骨小孔的是　　　　　(　)
    A. 臀下血管及神经
    B. 闭孔血管及神经

C. 臀下血管及阴部神经
D. 阴部内血管及阴部神经
E. 阴部神经及臀上血管

16. 检查坐骨神经压痛点的常用部位是　　　　　(　)
    A. 坐骨结节与髂嵴最高点连线中点处
    B. 坐骨结节与股骨大转子连线中点处
    C. 阔筋膜张肌与股二头肌长头的夹角处
    D. 臀中肌下缘与股骨大转子连线处
    E. 臀大肌下缘与股二头肌长头外侧缘的夹角处

17. 不支配髋关节的神经是　　　　　(　)
    A. 坐骨神经的股方肌支
    B. 臀上神经
    C. 股神经
    D. 臀下神经
    E. 闭孔神经

18. 髋关节损伤,足部不能自由活动,应考虑　　　　　(　)
    A. 脊髓损伤
    B. 股神经损伤
    C. 坐骨神经损伤
    D. 胫神经损伤
    E. 腓总神经损伤

19. 不参与伸髋关节的肌是　　　　　(　)
    A. 臀大肌　　B. 臀中肌
    C. 半腱肌　　D. 半膜肌
    E. 股二头肌

20. 下列关于股前区浅层结构的描述,正确的是　　　　　(　)
    A. 股前区内侧份皮肤较厚,移动性小,常作中厚层植皮的供皮区
    B. 浅筋膜近腹股沟处分为脂肪层和膜性层
    C. 浅筋膜内有皮神经、浅血管及浅、深淋巴结

D. 深筋膜为髂筋膜

E. 浅筋膜深层膜样层附着于腹股沟韧带处

21. 下列关于隐静脉裂孔的描述,正确的是 ( )
   A. 位于腹股沟韧带下方5cm处
   B. 有隐神经通过
   C. 为阔筋膜的裂孔
   D. 其内侧缘明显而锐利
   E. 有小隐静脉通过

22. 下列关于大隐静脉行程的描述,正确的是 ( )
   A. 经内踝前方与隐神经伴行
   B. 全长与隐神经伴行
   C. 经髌骨内缘上行
   D. 与小隐静脉间无交通支
   E. 在大腿部与隐神经伴行

23. 下列关于大隐静脉的描述,正确的是 ( )
   A. 内无静脉瓣
   B. 与深静脉间无明显交通支
   C. 有4条属支
   D. 穿隐静脉裂孔注入髂外静脉
   E. 大隐静脉曲张须高位结扎时应结扎、切断各属支,以防复发

24. 下列关于隐神经的描述,正确的是 ( )
   A. 为腰骶丛的分支
   B. 与小隐静脉伴行
   C. 经腘窝至小腿
   D. 在收肌管内,行于股血管前方
   E. 在股部与大隐静脉伴行

25. 下列关于腹股沟浅淋巴结的描述,正确的是 ( )
   A. 沿腹股沟韧带下方平行排列
   B. 沿大隐静脉末段两侧纵行排列
   C. 分上、下两群,每群又分内、外侧组

D. 下群的输出管只注入髂外淋巴结

E. 来自下肢的浅淋巴管主要注入上群外侧组

26. 肌腔隙与血管腔隙位于 ( )
   A. 腹股沟韧带与耻骨梳之间
   B. 腹股沟韧带与髂、耻骨之间
   C. 腹股沟韧带与髂骨之间
   D. 髂耻弓与腔隙韧带之间
   E. 耻骨梳与腔隙韧带之间

27. 下列关于肌腔隙的描述,正确的是 ( )
   A. 前界为髂骨
   B. 内侧界为髂耻弓
   C. 后界为腹股沟韧带
   D. 内有股鞘
   E. 有股血管和股神经通过

28. 通过血管腔隙的结构有 ( )
   A. 股神经
   B. 股外侧皮神经
   C. 髂腰肌
   D. 闭孔血管
   E. 股血管

29. 股三角内位于最外界的结构是 ( )
   A. 股神经
   B. 股动脉
   C. 股静脉
   D. 股深淋巴结
   E. 股外侧皮神经

30. 下列关于股三角的描述,正确的是 ( )
   A. 位于股部上1/2处
   B. 位于阔筋膜与髂腰肌之间
   C. 内有大隐静脉
   D. 闭孔神经经此支配股内收肌群
   E. 由腹股沟韧带、缝匠肌和长收肌围成

31. 股鞘内结构从内侧向外侧依次为
    （　　）
    A. 股动脉、股神经、股静脉
    B. 股管、股静脉、股动脉
    C. 股深淋巴结、股动脉、股静脉
    D. 股静脉、股动脉、股神经
    E. 股管、股神经、股血管

32. 下列关于股管的描述，正确的是
    （　　）
    A. 内有股血管
    B. 上口为股环，下口为皮下环
    C. 外侧界为腔隙韧带
    D. 内侧界为股静脉内侧的纤维隔
    E. 前界为腹股沟韧带、镰缘上角和筛筋膜

33. 股疝容易发生嵌顿现象的原因是（　　）
    A. 股鞘坚硬
    B. 股管过于狭窄
    C. 股管过于宽松
    D. 股环周围结构缺乏伸缩性
    E. 卵圆窝的镰状缘锐利

34. 下列关于股动脉的描述，正确的是
    （　　）
    A. 行经股神经外侧
    B. 行经股静脉与股神经之间
    C. 在收肌管内与股神经伴行
    D. 全长与股神经伴行
    E. 在股三角内，发出旋股内、外侧动脉

35. 不属于股动脉的直接分支是（　　）
    A. 腹壁浅动脉　　B. 旋髂浅动脉
    C. 阴部外动脉　　D. 股深动脉
    E. 穿动脉

36. 下列关于股深动脉的描述，正确的是
    （　　）
    A. 在腹股沟韧带下方3~5cm处起于股动脉后外侧

    B. 在腹股沟韧带深面起于股动脉
    C. 下行于股动脉外侧
    D. 发出腹壁下动脉
    E. 分支有旋髂浅、深动脉

37. 下列关于股静脉的描述，正确的是
    （　　）
    A. 由小隐静脉向上延续而成
    B. 全程与股动脉伴行
    C. 穿肌腔隙移行为髂外静脉
    D. 在股三角内位于股神经和股动脉之间
    E. 易发生静脉曲张

38. 下列关于股神经的描述，正确的是
    （　　）
    A. 起自骶丛
    B. 经血管腔隙入股三角
    C. 肌支支配股内侧群肌
    D. 末支为隐神经，分布于股前区皮肤
    E. 在股三角内位于最外侧

39. 下列关于腹股沟深淋巴结的描述，正确的是
    （　　）
    A. 沿股动脉排列
    B. 输出管注入腹股沟浅淋巴结
    C. 位于隐静脉裂孔处
    D. 位于股静脉上部及股管内
    E. 存在于肌腔隙内

40. 下列关于收肌管的描述，正确的是
    （　　）
    A. 前壁为深筋膜
    B. 外侧壁为股内侧肌
    C. 上口为收肌腱裂孔
    D. 下口接股三角尖
    E. 管内有股血管、股神经通过

41. 穿收肌管的结构是（　　）
    A. 股深血管和隐神经
    B. 股血管和股神经

· 124 ·

C. 隐神经和大隐静脉

D. 隐神经和股动、静脉

E. 隐神经和小隐静脉

42. 收肌管内由前向后有 （ ）

 A. 隐神经、股动脉、股静脉

 B. 隐神经、股静脉、股动脉

 C. 股动脉、股静脉、股神经

 D. 股静脉、股动脉、隐神经

 E. 股动脉、隐神经、股静脉

43. 大隐静脉切开时最易损伤的是（ ）

 A. 股神经

 B. 隐神经

 C. 股后皮神经

 D. 胫神经

 E. 坐骨神经

44. 股部中1/3横断面,前骨筋膜鞘内可见（ ）

 A. 大收肌　　B. 闭孔神经

 C. 耻骨肌　　D. 股神经

 E. 坐骨神经

45. 下列关于股后区后骨筋膜鞘的描述,正确的是 （ ）

 A. 由阔筋膜后份、股外侧肌间隔、股后肌间隔及骨膜围成

 B. 容纳股后群肌及股后皮神经

 C. 与前骨筋膜鞘相通

 D. 与腘窝不相连通

 E. 股骨中段骨折时,纤维条索对骨折移位无限制作用

46. 下列关于膝关节的描述,正确的是 （ ）

 A. 其结构由股骨下端及胫、腓骨上端构成

 B. 膝关节动脉网不健全,若腘动脉栓塞,几乎不能代偿

 C. 支配膝关节的神经只有股神经的分支

D. 膝关节结构复杂,但运动单纯,仅作屈、伸运动

E. 血液供应十分丰富,由股动脉、腘动脉、胫前动脉分支供给

47. 与膝关节腔相交通的主要滑膜囊是（ ）

 A. 髌上囊　　B. 髌下囊

 C. 髌后囊　　D. 髌前囊

 E. 半膜肌腱囊

48. 下列关于腘窝的描述,正确的是（ ）

 A. 上内侧壁为股二头肌

 B. 上外侧壁为半膜肌和半腱肌

 C. 顶为腘筋膜

 D. 腘动脉于腘静脉深面略偏外侧

 E. 腘静脉居胫神经的浅面

49. 患者股骨髁上骨折后,腓肠肌内外头的牵拉作用骨折断端向后移位,最易伤及的结构是 （ ）

 A. 腘静脉　　B. 腘动脉

 C. 腓总神经　D. 坐骨神经

 E. 胫神经

50. 居腘窝最浅面的结构是 （ ）

 A. 腓总神经　B. 腘动脉

 C. 胫神经　　D. 腘静脉

 E. 腘深淋巴结

51. 下列关于腘动脉的描述,正确的是（ ）

 A. 至腘窝下角处分为胫前、后动脉

 B. 与隐神经伴行

 C. 与腓总神经伴行

 D. 与坐骨神经伴行

 E. 平腘肌上缘分为胫前、后动脉

52. 不属于腘动脉关节支的是 （ ）

 A. 膝上内侧动脉

 B. 膝下内侧动脉

C. 膝上外侧动脉

D. 膝下外侧动脉

E. 膝降动脉

53. 下列关于小隐静脉的描述，正确的是（ ）

A. 与大隐静脉之间无交通支

B. 在腘窝中点穿深筋膜注入腘静脉

C. 在腘窝与胫神经伴行

D. 经外踝后方向上与腓肠神经伴行

E. 全长与腓肠内侧皮神经伴行

54. 小腿中1/3横断面，外侧骨筋膜鞘内有（ ）

A. 小腿外侧群肌和腓浅神经

B. 小腿外侧群肌和腓深神经

C. 小腿前群肌和胫前血管

D. 小腿后群肌和胫后血管

E. 腓浅、深神经

55. 下列关于小腿的后骨筋膜鞘，正确的是（ ）

A. 上通腘窝

B. 下通足背

C. 前通前骨筋膜鞘

D. 外侧通外侧骨筋膜鞘

E. 感染后常较局限

56. 下列关于腓总神经的描述，正确的是（ ）

A. 损伤后出现足背屈和外翻

B. 为骶丛的分支

C. 只含运动性纤维成分

D. 绕行腓骨颈处位置表浅

E. 肌支支配小腿三头肌

57. 下列关于胫后动脉的描述，错误的是（ ）

A. 为腘动脉的延续

B. 与胫神经同行于踝管内

C. 在起点远侧尚发出腓动脉

D. 在内踝与跟腱之间尚分为足底内、外侧动脉

E. 在踝部发出踝动脉

58. 下列关于腓肠神经的描述，错误的是（ ）

A. 多数由腓肠内侧、外侧皮神经合成

B. 分布于小腿下部后外侧部的皮肤

C. 支配小腿后群肌

D. 下行经外踝后方至足部

E. 末端为足背外侧皮神经

59. 最易摸到胫后动脉搏动的部位是（ ）

A. 内踝前方

B. 外踝前方

C. 内踝后方

D. 外踝后方

E. 以上都不对

【B型题】

(60~62题共用备选答案)

A. 坐骨结节与髂前上棘的连线

B. 股骨头中点、髌骨中点、第1趾蹼的连线

C. 收肌结节至内踝尖的连线

D. 由髂前上棘至收肌结节的连线

E. 由髂前上棘至内踝尖的连线

60. 小腿长度测量线是（ ）

61. 下肢全长测量线是（ ）

62. 大腿长度测量线是（ ）

(63~67题共用备选答案)

A. 髂后上棘至股骨大转子尖连线的上、中1/3交点

B. 髂后上棘至坐骨结节连线的中点

C. 内、外踝经足背连线的中点与第1~2跖骨底之间的连线

D. 胫骨粗隆和腓骨头连线的中点与内、外踝经足背连线的中点的连线

E. 髂前上棘至耻骨联合连线的中点与收肌结节连线的上 2/3 段

63. 股动脉的体表投影是　　（　　）
64. 胫前动脉的体表投影是　　（　　）
65. 足背动脉的体表投影是　　（　　）
66. 臀上动脉出盆处的体表投影是（　　）
67. 臀下动脉出盆处的体表投影是（　　）

(68～71 题共用备选答案)

A. 臀大肌
B. 臀中肌
C. 股四头肌
D. 股二头肌
E. 闭孔外肌

68. 闭孔神经支配　　　　　　（　　）
69. 股神经支配　　　　　　　（　　）
70. 臀下神经支配　　　　　　（　　）
71. 臀上神经支配　　　　　　（　　）

(72～75 题共用备选答案)

A. 血管腔隙
B. 肌腔隙
C. 股三角
D. 腹股沟管
E. 隐静脉裂孔

72. 股鞘穿过　　　　　　　　（　　）
73. 大隐静脉通过　　　　　　（　　）
74. 股外侧皮神经穿过　　　　（　　）
75. 髂腹股沟神经穿过　　　　（　　）

【X 型题】

76. 形成股鞘的结构是　　　　（　　）
A. 腹横筋膜　　B. 筛筋膜
C. 髂筋膜　　　D. 阔筋膜
E. 腰筋膜

77. 下列关于股鞘的描述,正确的是（　　）
A. 由腹横筋膜与髂筋膜所形成
B. 呈漏斗形,长 3～4cm
C. 鞘内由二条纵行纤维隔将鞘分为三部分
D. 实际上为股管
E. 包绕着股动脉、股静脉

78. 下列关于股动脉的描述,正确的是（　　）
A. 在腹股沟中点可触及其搏动
B. 行经股静脉与股神经之间
C. 穿收肌腱裂孔后续腘动脉
D. 在收肌管内与股神经伴行
E. 在股三角内发出旋股内、外侧动脉

79. 下列关于股深动脉的描述,正确的是（　　）
A. 距腹股沟韧带下方 3～5cm 起于股动脉的后外侧
B. 有旋股内、外侧动脉 2 个分支
C. 通常有 3～4 支穿动脉
D. 支配大腿后群肌
E. 在收股管内行走

80. 下列关于股神经的描述,正确的是（　　）
A. 支配耻骨肌和大收肌
B. 走在股三角和肌腔隙内
C. 髂腰肌筋膜覆盖在它的表面
D. 发出股内、外侧皮神经分布于大腿
E. 在股动脉、股静脉浅面进入收肌管

81. 下列关于收肌管的描述,正确的是（　　）
A. 内有大隐静脉
B. 股内侧肌位于管的外侧
C. 内有股神经
D. 位于大腿内侧
E. 内有隐神经通过

82. 下列关于收肌腱裂孔的描述，正确的是 （　　）
   A. 为收肌管的下口
   B. 内有股动脉通过
   C. 内有股静脉通过
   D. 内有膝降动脉通过
   E. 内有隐神经通过

83. 股骨上 1/3 处骨折时，由于肌群作用的关系，可出现 （　　）
   A. 断端呈凸向外侧的角状畸形
   B. 骨折下端易后倾而损伤腘血管
   C. 骨折上端呈内收、内旋移位，骨折下端向外、下移位
   D. 骨折下端向内、上、后方移位，骨折上端呈屈曲、外展、外旋移位
   E. 骨折下端向外成角和短缩畸形

84. 发出关节支支配膝关节的有 （　　）
   A. 股神经
   B. 胫神经
   C. 隐神经
   D. 闭孔神经
   E. 腓总神经

85. 构成膝关节动脉网的动脉有 （　　）
   A. 腘动脉的关节支
   B. 膝降动脉
   C. 旋股外侧动脉的降支
   D. 胫前返动脉
   E. 旋股内侧动脉

86. 腘窝的境界是 （　　）
   A. 外上界为股二头肌腱
   B. 内上界为半腱肌、半膜肌
   C. 内外下界为腓肠肌的内外侧头
   D. 顶为腘筋膜
   E. 底为股骨腘面、膝关节囊后部及腘斜韧带、腘肌及其筋膜

87. 腘窝的内容物有 （　　）
   A. 胫神经　　　B. 腘动、静脉
   C. 腓总神经　　D. 腘淋巴结
   E. 坐骨神经

88. 下列关于小隐静脉的描述，正确的是 （　　）
   A. 起自足背静脉弓的外侧端
   B. 沿外踝前方上行
   C. 在小腿的中线上与腓肠神经伴行
   D. 注入腘静脉
   E. 它与大隐静脉及深静脉之间均有交通支

89. 下列关于腓总神经的描述，正确的是 （　　）
   A. 绕行腓骨颈处位置表浅，腓骨颈骨折易损伤此神经
   B. 绕腓骨颈穿入腓骨长肌深面分为腓浅神经和腓深神经两终支
   C. 发支与闭孔神经共同支配大收肌
   D. 腓总神经损伤后的感觉障碍在小腿外侧面和足背较为明显
   E. 发出的交通支在小腿后面与腓肠神经合并

90. 下列关于胫前动脉的描述，正确的是 （　　）
   A. 延续为足背动脉
   B. 与腓浅神经伴行
   C. 与腓深神经伴行
   D. 其起始部发出胫前返动脉
   E. 腓骨头至胫骨粗隆连线的中点与内、外踝前面连线的中点为其体表投影

91. 下列关于足背动脉的描述，正确的是 （　　）
   A. 为胫前动脉的延续

B. 下行经𝆏短伸肌内侧面及其深面
C. 分支有 5 条
D. 足内侧群肌由足背动脉分支供血
E. 与腓深神经伴行

92. 下列关于踝管的描述,正确的是（　　）
    A. 有胫神经通过
    B. 有胫后血管通过
    C. 是出入足底血管、神经的门户
    D. 有胫后血管、胫骨后肌、𝆏长屈肌和趾长屈肌腱通过
    E. 有腓浅神经通过

93. 下列关于足底腱膜的描述,正确的是
    （　　）
    A. 具有保护足底血管、神经的作用
    B. 加强足纵弓的作用
    C. 向深部发出 2 个肌间隔
    D. 将足底分为 3 个骨筋膜鞘
    E. 是足底深筋膜增厚部分

二、名词解释

1. Kaplan 点
2. 臀部十字吻合
3. 肌腔隙
4. 血管腔隙
5. 股管
6. 股环
7. 收肌管
8. 腘窝
9. 踝管

三、填空题

1. 下肢上界前方以＿＿＿＿＿与腹部为界;外后方以＿＿＿＿＿与腰、骶部为界。

2. 经梨状肌的下缘从盆部进入臀区的结构由外向内依次为＿＿＿＿＿、＿＿＿＿＿、＿＿＿＿＿、＿＿＿＿＿、＿＿＿＿＿和＿＿＿＿＿。从梨状肌的上缘由盆入臀区的结构是＿＿＿＿＿及＿＿＿＿＿。

3. 坐骨神经由＿＿＿＿＿穿出至臀区,经＿＿＿＿＿与大转子之间垂直下降,在臀大肌下缘和＿＿＿＿＿之间的一段位置十分浅表,没有肌肉覆盖,临床手术较易暴露。它在股后区发出的肌支,大多起自＿＿＿＿＿,故其外侧为手术的＿＿＿＿＿,内侧为危险区。

4. 阴部内动脉及阴部神经在梨状肌下缘自＿＿＿＿＿出盆,走在＿＿＿＿＿的最内侧,后马上进入＿＿＿＿＿,并进入会阴部,沿途发出＿＿＿＿＿和＿＿＿＿＿,最终形成＿＿＿＿＿及＿＿＿＿＿,分布于阴茎背侧。

5. 髋关节周围有髂内、外动脉及股动脉等的分支形成"十字吻合",两侧分别为＿＿＿＿＿和＿＿＿＿＿,上部为＿＿＿＿＿和＿＿＿＿＿,下部为＿＿＿＿＿等。

6. 腹股沟浅淋巴结分为＿＿＿＿＿、＿＿＿＿＿两群,其中前者沿着＿＿＿＿＿排列,后者沿着＿＿＿＿＿排列。

7. 大隐静脉起自＿＿＿＿＿,经＿＿＿＿＿沿小腿内侧上行,经＿＿＿＿＿至大腿内侧,最后在耻

骨结节_____穿_____ ____汇入股静脉。

8. 阔筋膜在股外侧的纵行纤维显著增厚，称为_____；阔筋膜在耻骨结节外下方形成的卵圆形薄弱区称为_____（或_____），其表面覆盖_____。

9. 肌腔隙前界为_____，后界为_____，内侧界为_____。内有_____、_____及_____通过。血管腔隙前界为_____，后界为_____，外侧界为_____，内侧界为_____（或_____）。其容纳的结构为_____、_____。

10. 股管的上口称_____，其前界为_____，后界为_____，内侧界为_____，外侧界借纤维隔与_____相邻。

11. 由_____发出的闭孔支或异常的_____动脉走行于腔隙韧带的上方，施行股疝修补时应加以注意。

12. 股动脉在起始部附近发出三条浅支，即_____、_____、_____。前二者是腹下部带蒂游离皮瓣移植的重要血管；在腹股沟韧带下方3～5cm处发出_____，该动脉的起始处又发出_____和_____动脉，行程中发出数支_____动脉。

13. 股神经肌支支配_____、_____、_____；关节支分布于_____；皮支分布于_____；末支为_____，分布于_____。

14. 股部的骨筋膜鞘是由_____向深面分别发出_____、_____及_____，伸入肌群间附着于_____，形成3个骨筋膜鞘，容纳相应的肌群、血管及神经等。

15. 大腿内收肌群的浅层由外向内为_____、_____及_____，中层为_____，深层为_____。长收肌内侧缘为股三角的_____界。闭孔神经分为前、后两支，分别行于_____的前、后面，支配除_____以外的其余四块肌肉。坐骨神经在股后区行经_____的后面，并发支支配大收肌，故_____受闭孔神经和坐骨神经的双重支配。

四、简答题
1. 简述腹股沟浅淋巴结的收纳范围。
2. 简述大隐静脉的行程及主要属支。
3. 简述股三角的境界及内容。

五、论述题
1. 临床上常用哪些方法测定大转子的位置是否在正常位置？
2. 试述腓骨颈骨折可能损伤什么神经？出现什么症状？为什么？
3. 试述小腿后群肌和前群肌的神经支配及神经损伤会出现的症状。

4. 试解释下列每一种临床表现可能损伤的有关神经。
 (1) 不能用足趾站立。
 (2) 大腿屈肌萎缩。
 (3) 骨盆倾斜。
 (4) 不能用足跟站立。
 (5) 足不能外翻。

【参 / 考 / 答 / 案】

一、选择题

【A型题】

1. B	2. D	3. E	4. E	5. B
6. C	7. B	8. A	9. B	10. A
11. E	12. C	13. A	14. D	15. D
16. E	17. D	18. C	19. B	20. B
21. C	22. A	23. E	24. D	25. C
26. B	27. B	28. E	29. A	30. E
31. B	32. E	33. D	34. B	35. E
36. A	37. B	38. E	39. D	40. B
41. D	42. A	43. B	44. D	45. A
46. E	47. A	48. C	49. B	50. C
51. A	52. E	53. D	54. A	55. A
56. D	57. E	58. C	59. C	

【B型题】

60. C	61. E	62. D	63. E	64. D
65. C	66. A	67. B	68. E	69. C
70. A	71. B	72. A	73. E	74. B
75. D				

【X型题】

76. AC	77. ABCE	78. ABC
79. ABCD	80. BC	81. BDE
82. ABCE	83. DE	84. ABCDE
85. ABCD	86. ABCDE	87. ABCD
88. ACDE	89. ABD	90. ACDE
91. ABCDE	92. ABCD	93. ABCDE

3. E【解析】Nelaton线为侧卧,髋关节屈90°~120°时,自坐骨结节至髂前上棘的连线。正常情况下该线恰通过股骨大转子尖。当髋关节脱位或股骨颈骨折时,大转子尖可向Nelaton线上方移位。

7. B【解析】臀部皮肤较厚,富含皮脂腺和汗腺,A项错误;臀部皮神经包括臀上皮神经、臀下皮神经和臀内皮神经三组,B为正确选项;臀部肾筋膜在臀大肌上缘分为两层包绕臀大肌,C项错误;臀肌为髋肌的后群,分为三层,D项错误;臀部的肾筋膜(臀筋膜)内侧愈着于骶骨背面,外侧部移行为阔筋膜,E项错误。

11. E【解析】穿经梨状肌上孔的结构,从外侧向内侧依次为臀上神经、臀上动脉和臀上静脉;穿经梨状肌下孔的结构,从外侧向内侧依次为坐骨神经,股后皮神经,臀下神经,臀下动、静脉,阴部动、静脉和阴部神经。

16. E【解析】在臀大肌下缘和股二头肌长头外侧缘夹角处,坐骨神经的位置表浅,是检查坐骨神经压痛点的常用部位。

22. C【解析】隐静脉裂孔为股部深筋膜（阔筋膜）的裂孔，又称卵圆窝，为腹股沟韧带中、内 1/3 交点下方约 1 横指处阔筋膜的卵圆形薄弱区；表面覆盖一层疏松结缔组织称筛筋膜，有大隐静脉及其属支穿入。

30. A【解析】股三角内的结构由外向内依次为股神经、股鞘及其包含的股动脉、股静脉、股管及股深淋巴结和脂肪等。

57. D【解析】腓总神经为坐骨神经的另一终末支，一般起自腘窝上角，沿股二头肌腱内侧缘行向外下，越过腓肠肌外侧头表面至腓骨头下方，绕腓骨颈进入腓骨长肌的深面，在此分成腓浅和腓深神经，腓总神经在腓骨颈处紧贴骨面，表面无肌组织覆盖。

二、名词解释

1. **Kaplan 点**：仰卧位，两下肢伸直并拢，经左、右大转子尖过同侧髂前上棘作延长线的交点，称 Kaplan 点。正常情况下，Kaplan 点在脐或脐上，当髋关节脱位或股骨颈骨折时，该点常移至脐下，且偏向健侧。

2. **臀部十字吻合**：位于臀大肌深面、股方肌与大转子附近。十字吻合的两侧分别为旋股内、外侧动脉，上部为臀上、下动脉，下部为第 1 穿动脉等组成吻合丰富的动脉网，此网在髋关节周围建立了丰富的侧支循环。故结扎一侧髂内动脉时，可借髋周围动脉网建立侧支循环，以代偿髂内动脉分布区的血液供应。

3. **肌腔隙**：为位于腹股沟韧带与髋骨之间的间隙，为腹、盆腔与股前区的重要通道。前界为腹股沟韧带，后界为髋骨，内侧界为髂耻弓，腔隙内有髂腰肌、股神经和股外侧皮神经通过。当腰椎结核形成脓肿时，脓液可沿腰大肌及其筋膜扩散至腿根部，并可侵犯股神经。

4. **血管腔隙**：为位于腹股沟韧带与髋骨之间的间隙。前界为腹股沟韧带，后界为耻骨肌筋膜和耻骨梳韧带，内侧界为腔隙韧带（陷窝韧带），外侧界为髂耻弓。腔隙内有股动、静脉，生殖股神经股支，股鞘及股淋巴管通过。

5. **股管**：位于股鞘的内侧，为一个潜在性漏斗状筋膜间隙，平均长 1.3cm，呈三棱形。前壁为腹股沟韧带、隐静脉裂孔镰缘的上端和筛筋膜，后壁是耻骨梳韧带、耻骨肌及其筋膜，外侧壁为股静脉内侧的纤维隔。其上口为股环，隔一层腹膜外结缔组织与腹腔相邻，并形成股凹。下口是个盲端。股管内容纳 1~2 个腹股沟深淋巴结和脂肪组织。腹腔内容物若顶着腹膜通过股环进入股管，则形成股疝。

6. **股环**：为股管的上口。其前界为腹股沟韧带，后界为耻骨梳韧带，内侧界为陷窝韧带（或腔隙韧带），外侧界为股静脉内侧的纤维隔，股环被一层腹膜外结缔组织所覆盖。若腹腔内容物经股环入股管，甚至自卵圆窝突出于皮下，则形成股疝。由于股环的内、前、后三面均为韧带结构，不易延伸，故股疝容易发生嵌顿。

7. **收肌管**：即 Hunter 管，为位于股前内侧部中 1/3 段内侧份的一个三棱形肌间隙。在缝匠肌深面，长 15~17cm。管的前内侧壁为张于大收肌与股内侧肌间的收肌腱板，前外侧壁为股内侧肌，后壁为长收肌及大收肌，浅面覆以缝匠肌。上口与股三角尖端相通,下口为收肌腱裂孔,通向腘窝。管内通过的结构由前向后有隐神经、股动脉和股静脉。

8. 腘窝:是膝关节后方的一个菱形窝。上界内侧壁为半腱肌、半膜肌,上界外侧壁为股二头肌腱,下界内、外侧壁分别为腓肠肌内、外侧头,顶(浅面)为腘筋膜,窝底由上而下依次为股骨腘面、膝关节囊后部及腘斜韧带、腘肌及其筋膜。腘窝内由浅入深有胫神经、腘静脉、腘动脉及其位于窝上外缘的腓总神经。

9. 踝管:位于踝关节的内侧,由屈肌支持带(又称分裂韧带)与内踝、跟骨内侧面之间共同构成踝管。屈肌支持带向深部跟骨发出三个纤维隔,将踝管分隔成四个通道。其内容纳的结构由前向后依次为胫骨后肌腱及其腱鞘,趾长屈肌腱及其腱鞘,胫后动脉、胫后静脉及胫神经,姆长屈肌腱及其腱鞘等。踝管为小腿后区通向足底的重要通道,踝后区的外伤、出血或肿胀均可压迫踝管的内容物,引起踝管综合征。

三、填空题

1. 腹股沟　髂嵴
2. 坐骨神经　股后皮神经　臀下神经　臀下静脉　臀下动脉　阴部内动脉　阴部内静脉　阴部神经　臀上血管　臀上神经
3. 梨状肌下孔　坐骨结节　股二头肌　内侧　安全区
4. 坐骨大孔　梨状肌下孔　坐骨小孔　肛门动脉　肛门神经　阴茎背动脉　阴茎背神经
5. 旋股内侧动脉　旋股外侧动脉　臀上动脉　臀下动脉　股深动脉第1穿动脉
6. 腹股沟浅淋巴结上群　腹股沟浅淋巴结下群　腹股沟韧带下方　大隐静脉末段两侧
7. 足背静脉弓内侧端　内踝前方　股骨内侧髁后部　外下方　隐静脉裂孔
8. 髂胫束　隐静脉裂孔　卵圆窝　筛筋膜
9. 腹股沟韧带　髂骨　髂耻弓　髂腰肌　股神经　股外侧皮神经　腹股沟韧带　耻骨梳韧带　髂耻弓　腔隙韧带　陷窝韧带　股动脉　股静脉
10. 股环　腹股沟韧带　耻骨梳韧带　腔隙韧带　股静脉
11. 腹壁下动脉　闭孔
12. 腹壁浅动脉　旋髂浅动脉　阴部外动脉　股深动脉　旋股内侧动脉　旋股外侧　穿
13. 股四头肌　耻骨肌　缝匠肌　髋、膝关节　股前内侧区皮肤　隐神经　小腿内侧及足内侧面皮肤
14. 阔筋膜　股内侧肌间隔　股外侧肌间隔　股后肌间隔　股骨粗线
15. 耻骨肌　长收肌　股薄肌　短收肌　大收肌　内下　短收肌　耻骨肌　大收肌　大收肌

四、简答题

1. 简述腹股沟浅淋巴结的收纳范围。

答　腹股沟浅淋巴结根据其所在部位可分为上、下两群,每群又可分内侧组和外侧组。上群有2～6个淋巴结,沿腹股沟韧带下方斜行排列,又可分为上内侧群和上外侧群。主要收集腹前外侧壁下部、会阴、外生殖器、臀部及肛管和子宫的淋巴。下群沿大隐静脉末段两侧纵行排列。以大隐静脉为界,也可分为

下内侧群、下外侧群。主要收集下肢的浅淋巴管、会阴和外生殖器的部分浅淋巴,下群的输出管注入腹股沟深淋巴结和髂外淋巴结。

2. 简述大隐静脉的行程及主要属支。

答 大隐静脉为全身最长的浅静脉。起自足背静脉弓内侧端→内踝前方→小腿内侧(伴隐神经上行)→股骨内侧髁后方→大腿内侧→大腿前面→隐静脉裂孔→股静脉。大隐静脉在隐静脉裂孔附近有旋髂浅静脉、腹壁浅静脉、阴部外静脉、股内侧浅静脉及股外侧浅静脉5条属支。5条浅静脉汇入大隐静脉的形式有多种,各属支间及与小隐静脉的属支之间,均有丰富的吻合。治疗大隐静脉曲张进行高位结扎术时,必须分别结扎切断各属支,以防术后复发。大隐静脉管腔内静脉瓣较多,对防止血液逆流有重要的作用。

3. 简述股三角的境界及内容。

答 股三角位于股前部上1/3,为底在上、尖朝下的倒三角形凹陷。上界为腹股沟韧带,外界为缝匠肌的内侧缘,内侧界为长收肌的内侧缘,前壁为阔筋膜,后壁凹陷,自外向内依次为髂腰肌、耻骨肌和长收肌及其表面的筋膜。其尖端向下与收肌管的上口相连续。股三角由外到内有股神经、股动脉、股静脉、股管。股动脉居中,外侧为股神经,内侧为股静脉。

五、论述题

1. 临床上常用哪些方法测定大转子的位置是否在正常位置?

答 股骨大转子在大腿外上部能触及。股骨大转子是否向上移位是临床诊断髋关节脱位、股骨颈骨折的重要体征,常用如下方法测定大转子的位置是否在正常位置。

(1) Nelaton线:患者侧卧,患侧在上,屈髋至90°~120°,由坐骨结节至髂前上棘的连线,即为Nelaton线。正常状态下,股骨大转子尖端恰好在此连线上。当髋关节脱位或股骨颈骨折时,大转子尖可向此线上方移位。

(2) Kaplan点:患者仰卧,两腿伸直并拢,使两髂前上棘在同一水平上。作两条从大转子尖端至同侧髂前上棘的延长线,正常情况下,两侧延长线在脐部或脐上方相交,其交点称Kaplan点。髋关节脱位或股骨颈骨折时,此点移至脐下或偏向健侧。

2. 试述腓骨颈骨折可能损伤什么神经?出现什么症状?为什么?

答 腓骨颈骨折或外伤多因小腿受撞击、压砸或从高处跌下等引起。腓骨颈骨折可能损伤的神经为腓总神经。因为腓总神经在股后部腘窝自坐骨神经分出后,沿股二头肌腱的内侧缘向外下走行,至腓骨头后方并绕过腓骨颈外侧向前,穿腓骨长肌深面达小腿前面。在腓总神经绕行腓骨颈处,其位置表浅,腓骨颈骨折易损伤此神经。在小腿部(腓骨颈以下)腓总神经的分支有2个。①腓浅神经:下行中沿途发出肌支支配小腿外侧群肌(腓骨长、短肌)。其末支在小腿中、下1/3交界处浅出为皮支,分布于小腿外侧下部和趾背皮肤(第1、2趾相对缘除外);故当腓浅神经损伤时,常表现为足不能外翻,小腿前外侧下部、足背和趾背皮肤(第1、2趾相对缘除外)感觉缺失。②腓深神经:发出肌支支配小腿前群肌(胫骨前肌、拇长伸肌、趾长伸肌)与足背肌,皮支在第1跖骨间隙浅出,分成两支,趾背神经分开布于第1、2趾相对缘;故当腓深神经损伤时,常表现为足不能背伸及伸趾,第1、2趾相对缘处的皮肤感觉缺失。因此,腓骨颈骨折或外伤常引起腓总神经损伤时,致使小腿前群肌和外侧群肌瘫痪,使足和趾不能背屈、外翻和伸趾;足下垂,并有内翻,呈"马蹄"内翻足畸形,行走困难,呈特殊的"跨阈"步态,小腿前外侧、足背和趾背皮肤感觉缺失。

3. **试述小腿后群肌和前群肌的神经支配及神经损伤会出现的症状。**

答 小腿后群肌由胫神经支配,胫神经损伤后常表现为足不能跖屈,不能以足尖站立,内翻力量减弱,呈"钩状足"畸形,足底皮肤感觉缺失。小腿前群肌肉麻痹为腓深神经损伤,足部常表现为足不能背伸及伸趾,第1、2趾相对缘处的皮肤感觉缺失。

4. **试解释下列每一种临床表现可能损伤的有关神经。**

(1)不能用足趾站立。

(2)大腿屈肌萎缩。

(3)骨盆倾斜。

(4)不能用足跟站立。

(5)足不能外翻。

答 (1)胫神经损伤:跟腱是小腿三头肌(腓肠肌和比目鱼肌)附着于跟骨的肌腱。小腿三头肌是强有力的足跖屈肌,由胫神经支配。胫神经受损引起跟腱反射消失,不能用足趾站立。

(2)股神经损伤:大腿屈肌包括股直肌、缝匠肌和髂腰肌,前二肌由股神经支配。大腿前面屈肌萎缩是股神经损伤的一个体征,由于股神经也支配股四头肌的所有四个头(股直肌、股外侧肌、股中间肌和股内侧肌),所以膝腱反射消失。腰大肌是重要的屈髋肌,其支配神经为腰丛分支,一般不易损伤。

(3)臀上神经损伤:大腿主要的外展肌是由臀上神经支配的臀中肌、臀小肌。臀上神经麻痹不能外展大腿,更重要的是,当对侧小腿从地面提起时,不能稳固骨盆。有这种损伤的患者为了走路不跌倒,通常把身体的重心落在患侧的股骨头上。

(4)腓总神经损伤:小腿前群肌(胫骨前肌、𧿹长伸肌和趾长伸肌)是强有力的足背屈肌。这些肌是由腓总神经的腓深神经支配,使人在步行时能提起足,在重力传递至跟骨时避免滑倒。前群肌麻痹产生足下垂或不能以足跟站立。

(5)腓浅神经损伤:小腿外侧群肌(腓骨长肌、腓骨短肌)是主要的足外翻肌,由腓总神经的腓浅神经支配,腓浅神经麻痹使足跖屈减弱,足不能外翻。

(范春玲)

全真模拟试题（一）

一、选择题

【A型题】

1. 位于上纵隔中层的结构是　　　（　　）
   A. 左喉返神经　　B. 气管
   C. 胸导管　　　　D. 头臂静脉
   E. 主动脉弓

2. 不经过梨状肌下孔的结构是　（　　）
   A. inferior gluteal artery
   B. inferior gluteal vein
   C. pudendal nerve
   D. obturator nerve
   E. internal pudendal artery

3. 发自臂丛后束的神经是　　　（　　）
   A. ulnar nerve
   B. axillary nerve
   C. median nerve
   D. musculocutaneous nerve
   E. suprascapular nerve

4. 下列关于骨盆组成的描述，正确的是
   　　　　　　　　　　　　　　（　　）
   A. 骶骨、尾骨及2块髋骨借韧带连接而成
   B. 第5腰椎、骶骨、尾骨及耻骨借韧带连接而成
   C. 髋骨、坐骨、骶骨及尾骨借韧带连接而成
   D. 骶骨、尾骨、耻骨及坐骨借韧带连接而成
   E. 骶骨、尾骨、髂骨及坐骨借韧带连接而成

5. 下列关于腕管的描述，正确的是（　　）
   A. 腕管由伸肌支持带和腕骨沟共同围成
   B. 腕管内除了肌腱还有尺神经通过
   C. 腕管内的肌腱有指浅屈肌腱、指深屈肌腱及拇长屈肌腱
   D. 腕管综合征可表现为手掌尺侧1个半指的感觉异常
   E. 腕管是一宽松的坚韧骨纤维隧道

6. 下列关于腹直肌鞘的描述，正确的是
   　　　　　　　　　　　　　　（　　）
   A. 前层由腹外斜肌腱膜和腹内斜肌腱膜的前层融合而形成
   B. 后层由腹内斜肌腱膜的后层和腹横筋膜融合而形成
   C. 后层在脐下4～5cm处以下形成一游离的弓状下缘，称半月线
   D. 鞘内的腹直肌腱划与鞘结合疏松、易分离
   E. 左、右腹直肌鞘之间有血供丰富的腹白线

7. 穿经斜角肌间隙的结构是　　（　　）
   A. 颈内静脉　　B. 锁骨下动脉
   C. 颈丛　　　　D. 锁骨下静脉
   E. 颈内动脉

8. 下列结构中未参与构成腋窝后壁的是
   　　　　　　　　　　　　　　（　　）
   A. 肩胛下肌　　B. 背阔肌
   C. 大圆肌　　　D. 三角肌
   E. 肩胛骨

9. 对 common bile duct 的描述，正确的是
   　　　　　　　　　　　　　　（　　）
   A. 由左、右肝管汇合而成

B. 在肝门静脉的左前方下行
C. 在肝固有动脉的后方下行
D. 直接开口于十二指肠大乳头
E. 行于肝十二指肠韧带内

10. 对 pudendal canal 的描述,正确的是 （ ）
   A. 位于坐骨肛门窝的内侧壁
   B. 在坐骨结节下方 3～4cm 处
   C. 由盆膈下筋膜延续而形成
   D. 其内有阴部内血管和阴部神经通过
   E. 起于坐骨小孔附近向后行至尿生殖膈的前缘

【B 型题】

(11～13 题共用备选答案)
   A. 膈腔静脉孔
   B. 腰上三角
   C. 膈主动脉裂孔
   D. 膈食管裂孔
   E. 腰下三角

11. 迷走神经前干经过 （ ）
12. 胸导管经过 （ ）
13. 髂腹股沟神经经过 （ ）

(14～17 题共用备选答案)
   A. 脾动脉   B. 膝降动脉
   C. 腹壁上动脉 D. 腹壁下动脉
   E. 胃右动脉

14. 参与围成腹股沟三角的动脉是（ ）
15. 经过收肌管的动脉是 （ ）
16. 发自腹腔干的动脉是 （ ）
17. 胸廓内动脉的终支是 （ ）

(18～20 题共用备选答案)
   A. 会阴深隙   B. 腹膜后隙
   C. 阴囊、阴茎 D. 骨盆直肠间隙
   E. 腹膜腔

18. 尿道前列腺部断裂,尿液可渗入 （ ）
19. 尿道膜部断裂,尿液可渗入 （ ）
20. 尿道球部破裂,尿液可渗入 （ ）

【X 型题】

21. 乳腺癌根治术清扫淋巴结时,须注意保护的结构有 （ ）
   A. 胸长神经   B. 肋间神经
   C. 尺神经   D. 头静脉
   E. 胸背神经

22. 肝十二指肠韧带的结构有 （ ）
   A. 下腔静脉   B. 肝门静脉
   C. 肝固有动脉 D. 肝总管
   E. 胆总管

二、名词解释
1. 腹股沟管
2. 颈动脉鞘
3. 动脉导管三角
4. 坐骨肛门窝
5. 肌腱袖(肩袖)

三、填空题
1. 小隐静脉起自于＿＿＿＿＿的外侧份,经＿＿＿＿＿后方上升至小腿后面,穿入＿＿＿＿＿,最后汇入＿＿＿＿＿。
2. 踝管内的结构由前向后依次为＿＿＿＿＿、＿＿＿＿＿、＿＿＿＿＿、＿＿＿＿＿、＿＿＿＿＿。
3. 额顶枕区的软组织由浅入深依次为＿＿＿＿＿、＿＿＿＿＿、＿＿＿＿＿、＿＿＿＿＿和＿＿＿＿＿。
4. 肱骨肌管由＿＿＿＿＿与＿＿＿＿＿围成,管内有＿＿＿＿＿及＿＿＿＿＿经过。

5. 肋间后动、静脉和肋间神经在肋沟处的排列顺序自上而下为_____、_____、_____。
6. 网膜孔的前界是_____,后界是_____,上界是_____,下界是_____。
7. 穿经锁胸筋膜的结构有_____、_____和_____等。
8. 固定卵巢的结构有_____、_____、_____等。
9. 胸膜腔左右各一,互不相通,在壁胸膜各部相互转折处,肋缘不能伸入其内而形成胸膜隐窝,主要有_____和_____。
10. 腰椎穿刺时穿刺针由浅入深穿经皮肤、_____、_____、_____、_____、_____和_____而到达终池。

四、简答题

1. 气管颈部的位置和毗邻如何?气管切开手术时需要注意哪些问题?
2. 胃的位置、毗邻、动脉供应分别如何?试述各动脉的来源情况。
3. 试述三边孔、四边孔的组成及孔内通过的结构。
4. 试述会阴浅隙及会阴深隙的构成及其内结构。

五、病例分析题

1. 患者,男,38岁。右侧鼻唇沟处一疖肿,因挤压后出现眼球运动受限和复视就诊。体格检查:右侧眼睑下垂,瞳孔散大、对光反射消失、眼球运动受限,出现复视。右侧球结膜有水肿,眼球轻度突出,眼睑不能闭合。诊断:面部感染继发海绵窦炎性血栓形成。
请思考以下问题:
(1)为什么鼻唇沟处的感染会继发海绵窦炎?
(2)面部感染向海绵窦扩散的途径怎样?
(3)海绵窦感染为什么易形成血栓?
2. 患者,女,58岁。颈部前方有一肿块,声音嘶哑,时常感觉呼吸困难、吞咽困难。体检显示甲状腺左侧有一坚硬的肿块,随吞咽上下移动。穿刺活检发现有甲状腺癌细胞。行甲状腺次全切除术,术后患者声音嘶哑加重,偶尔出现呛咳。
请思考如下问题:
(1)患者为什么出现声音嘶哑、呼吸困难、吞咽困难?
(2)甲状腺切除术中应注意避免损伤哪些结构?为什么?

【参/考/答/案】

一、选择题

【A 型题】
1. E   2. D   3. B   4. A   5. C
6. A   7. B   8. D   9. E   10. D

【B 型题】
11. D   12. C   13. B   14. D   15. B
16. A   17. C   18. D   19. A   20. C

【X 型题】
21. ADE   22. BCE

二、名词解释

1. **腹股沟管**：腹股沟管是位于腹股沟韧带内侧半上方约1.5cm处的肌与筋膜间形成的潜在性裂隙，长4～5cm，与腹股沟韧带平行。男性有精索、女性有子宫圆韧带通过。腹股沟管有两口四壁，是腹前外侧壁的重要薄弱部位。

2. **颈动脉鞘**：颈动脉鞘是由颈筋膜中层包绕颈部大血管和迷走神经所形成的筋膜鞘，上起颅底，下连纵隔。鞘内有颈总动脉、颈内动脉、颈内静脉及迷走神经等。

3. **动脉导管三角**：动脉导管三角位于主动脉弓的左前方，前界为左膈神经，后界为左迷走神经，下界为左肺动脉。该三角内有动脉韧带（或动脉导管）、左喉返神经和心浅丛等。

4. **坐骨肛门窝**：坐骨肛门窝是位于肛提肌下方、肛管两侧的锥形腔隙。有1尖、1底和4壁，窝内充满大量脂肪。

5. **肌腱袖（肩袖）**：肌腱袖（肩袖）由冈上肌、冈下肌、小圆肌、肩胛下肌的肌腱在肩关节囊周围连成腱板，围绕肩关节的前、上和后方，并与关节囊相愈着。

三、填空题

1. 足背静脉弓　外踝　腘筋膜　腘静脉
2. 胫骨后肌腱　趾长屈肌腱　胫后动、静脉　胫神经　𧿹长屈肌腱
3. 皮肤　浅筋膜　帽状腱膜及颅顶肌（额、枕肌）　腱膜下疏松结缔组织　颅骨外膜
4. 肱三头肌　肱骨桡神经沟　桡神经　肱深血管
5. 肋间后静脉　肋间后动脉　肋间神经
6. 肝十二指肠韧带的游离缘　覆盖下腔静脉的腹膜　肝尾状叶　十二指肠上部
7. 胸外侧神经　胸肩峰动脉的分支　头静脉
8. 卵巢系膜　卵巢固有韧带　卵巢悬韧带
9. 肋膈隐窝　肋纵隔隐窝
10. 浅筋膜　深筋膜　棘上韧带　棘间韧带　黄韧带　硬脊膜　脊髓蛛网膜

四、简答题

1. 气管颈部的位置和毗邻如何？气管切开手术时需要注意哪些问题？

答 气管颈部的位置：气管颈段上接环状软骨（即第6颈椎平面），下至胸骨颈静脉切迹。有6～8个气管软骨环，当仰头或低头时，气管可上、下移动1.5cm。头转向一侧时，气管随之转向该侧，而位于气管后方的食管，却移向对侧。

气管颈部的毗邻：前面由浅入深的层次为皮肤、浅筋膜、封套筋膜、胸骨上间隙及其内的颈静脉弓、舌骨下肌群及气管前筋膜。在第2～4气管软骨环的前方还有甲状腺峡，峡的下方有甲状腺奇静脉丛、甲状腺下静脉，可能还有甲状腺最下动脉。小儿的胸腺及头臂静脉也可在其前方。两侧为甲状腺的两侧叶，后方为食管，二者之间两侧的沟内有喉返神经走行。后外侧为颈动脉鞘及其内容。

气管切开手术时需注意以下问题：①头应严格保持仰卧头颈正中位，并尽量后仰，使气管接近体表，以免颈部器官的移位而误伤毗邻器官；②切口不宜偏高或过低，如偏高切开第1、2软骨环，插管时可能压伤上方的环状软骨而造成喉狭窄，如过低，当颈前屈时切口可能缩入胸部，易于误伤由颈根部出入胸部的大血管；③应将气管前筋膜和气管一并

切开,而不要作分离,以免空气由气管前筋膜切口进入前纵隔而引起纵隔气肿;④如需切开甲状腺峡,要注意缝扎彻底止血,避免发生术后严重出血;⑤切口不宜过深,以免伤及气管后方的食管;⑥胸骨上间隙内常有静脉跨过,有时有甲状腺最下动脉存在,需加以注意。

2. 胃的位置、毗邻、动脉供应分别如何?试述各动脉的来源情况。

答 胃的位置:中等充盈的胃大部分位于左季肋区,小部分位于腹上区。贲门和幽门的位置较固定。贲门位于第11胸椎左侧,幽门在第1腰椎右侧。胃大弯的位置随胃充盈的情况而异,其下缘最低点可降至脐或脐以下平面。

胃的毗邻:胃前壁右侧部为肝左叶下面所遮盖。胃底部紧邻膈和脾。前壁左下方在剑突下方左、右肋弓之间下直接与腹前壁接触,是胃的触诊部位。胃后壁隔网膜囊与众多器官相邻接,自下向上依次是横结肠、胰、左肾和肾上腺、脾等,这些器官构成胃床。

胃的动脉供应:胃的动脉有6个来源。①胃左动脉:直接发自腹腔干,在贲门处分出食管支营养食管;②胃右动脉:较多起自肝固有动脉,也可起自胃十二指肠动脉、肝总动脉等;③胃网膜右动脉:发自胃十二指肠动脉;④胃网膜左动脉:发自脾动脉;⑤胃短动脉:一般3~5支,起自脾动脉末端;⑥胃后动脉:出现率约为72%,起自脾动脉或其上极支。

3. 试述三边孔、四边孔的组成及孔内通过的结构。

答 三边孔和四边孔有共同的上界和下界,上界为小圆肌和肩胛下肌,下界为大圆肌和背阔肌;肱三头肌长头构成三边孔的外侧界、四边孔的内侧界;四边孔的外侧界为肱骨外科颈。

三边孔是位于腋窝后壁上的三角形间隙,其上界为小圆肌和肩胛下肌,下界为大圆肌和背阔肌,外侧界为肱三头肌长头,内有旋肩胛动、静脉通过。

四边孔:肱三头肌长头与肱骨外科颈、小圆肌、大圆肌之间为四边孔,是肱三头肌长头外侧的间隙,有旋肱后动、静脉和腋神经通过。

4. 试述会阴浅隙及会阴深隙的构成及其内结构。

答 会阴浅隙,又称会阴浅袋,位于会阴浅筋膜与会阴膜之间,该间隙内有会阴肌浅层、阴部神经、阴部内动脉的末支及其伴行的静脉。男性还有阴茎脚、尿道球,女性有尿道、阴道下部、阴蒂脚、前庭球及前庭大腺。由于会阴浅筋膜与阴囊肉膜、阴茎浅筋膜、腹前壁浅筋膜深层(Scarpa筋膜)相延续,故会阴浅隙向前上是开放的。临床上,前尿道损伤时,尿液可渗入会阴浅隙,进而扩散至阴囊、阴茎,甚至可达腹前壁Scarpa筋膜的深面。

会阴深隙,又称会阴深袋,为位于尿生殖膈上、下筋膜之间,四边均封闭的间隙。深隙内除会阴肌深层、阴茎(蒂)背神经、阴茎(蒂)背动脉及其伴行的静脉外,男性还有尿道膜部及尿道球腺,女性还有尿道及阴道下部。

五、病例分析题

1.(1) 为什么鼻唇沟处的感染会继发海绵窦炎?

答 该处为危险三角,面静脉在口角平面以上缺少静脉瓣,并且同颅内海绵窦相交通，因此，鼻唇沟处的感染会继发海绵窦炎。

(2) 面部感染向海绵窦扩散的途径怎样？

答 海绵窦的前端与眼静脉、翼丛、面静脉和鼻腔的静脉相交通，面部的化脓性感染可借上述通道扩散至海绵窦，引起海绵窦炎与血栓形成。

(3) 海绵窦感染为什么易形成血栓？

答 窦内有许多结缔组织小梁，将窦腔分隔成许多小的腔，腔内血流缓慢，故感染易形成血栓。

2. (1) 患者为什么出现声音嘶哑、呼吸困难、吞咽困难？

答 甲状腺侧叶的后内侧邻近喉与气管、咽与食管及喉返神经，当甲状腺肿瘤增大时，向后内侧压迫这些结构，相应出现呼吸困难、吞咽困难和声音嘶哑。

(2) 甲状腺切除术中应注意避免损伤哪些结构？为什么？

答 甲状腺切除术应避免损伤甲状旁腺、喉上神经和喉返神经：①甲状旁腺位于甲状腺侧叶的后表面，分泌甲状旁腺激素，参与钙磷代谢，维持正常钙浓度。保留侧叶的后部可避免切除甲状旁腺。②喉上神经与甲状腺上动脉伴行，在距侧叶上极约1cm处分开，因此，结扎甲状腺上动脉时，应紧贴甲状腺上极进行。③喉返神经在甲状腺侧叶下极的后方与甲状腺下动脉交叉，因此，结扎甲状腺下动脉时，应远离甲状腺下端进行。

全真模拟试题（二）

选择题

【A型题】

1. 下列关于面静脉的描述,正确的是 （　　）
   A. 起始于面深静脉
   B. 位于深筋膜深面
   C. 注入甲状腺静脉
   D. 与面动脉紧密伴行
   E. 通过面深静脉与翼丛交通

2. 下列关于面侧区间隙的描述,正确的是 （　　）
   A. 咬肌间隙位于咬肌与下颌支之间
   B. 咬肌间隙前方紧邻第1磨牙
   C. 翼下颌间隙位于翼外肌与下颌支之间
   D. 咬肌间隙内有舌下神经和下牙槽神经通过
   E. 咬肌间隙与翼下颌间隙不相通

3. 下列关于腮腺鞘的描述,正确的是（　　）
   A. 薄而疏松
   B. 自气管前筋膜延续而成
   C. 浅层薄弱,深层致密
   D. 与腮腺结合疏松
   E. 由颈深筋膜浅层延续而成

4. 不穿经腮腺的结构是 （　　）
   A. 耳大神经　　B. 面神经
   C. 下颌后静脉　D. 颈外动脉
   E. 面横动脉

5. 不参与构成"腮腺床"的结构是（　　）
   A. 颈内动、静脉
   B. 茎突诸肌
   C. 舌神经
   D. 副神经
   E. 舌咽神经和迷走神经

6. 下列关于翼丛的描述,正确的是（　　）
   A. 位于翼内、外肌与咬肌之间
   B. 经内眦静脉与面静脉交通
   C. 经卵圆孔静脉丛和破裂孔导血管与海绵窦交通
   D. 注入颞浅静脉
   E. 经小静脉与乙状窦交通

7. 下列关于翼下颌间隙的描述,正确的是 （　　）
   A. 前界为咬肌
   B. 后界为腮腺
   C. 外侧为翼内肌
   D. 内有面神经和舌神经通过
   E. 与咬肌间隙不相通

8. 下列关于头皮的描述,正确的是（　　）
   A. 由4层组织构成
   B. 由皮肤和浅筋膜构成
   C. 由皮肤、浅筋膜、帽状腱膜和颅顶肌构成
   D. 头皮为头部皮肤
   E. 是颅顶软组织的总称

9. 下列关于腱膜下疏松结缔组织的描述,错误的是 （　　）
   A. 又称腱膜下间隙
   B. 头皮借此层与颅骨外膜疏松结合
   C. 颅顶的血管和神经主要位于该层内
   D. 有导静脉穿过
   E. 血肿可蔓延至全颅顶

10. 颞区软组织的层次为 （　　）
    A. 皮肤和浅筋膜
    B. 皮肤、颜浅筋膜和颞筋膜

· 142 ·

C. 皮肤、颞浅筋膜、帽状腱膜和颞肌
D. 皮肤、颞浅筋膜、颞筋膜和颞肌
E. 皮肤、颞浅筋膜、颞筋膜、颞肌和颅骨外膜

11. 穿斜角肌间隙的动脉是 （ ）
    A. 锁骨下动脉　　B. 腋动脉
    C. 颈总动脉　　　D. 颈内动脉
    E. 颈外动脉

12. 颊咽筋膜与椎前筋膜之间的间隙称为 （ ）
    A. 椎前间隙　　　B. 咽后间隙
    C. 颊咽间隙　　　D. 椎后间隙
    E. 气管前间隙

13. 锁骨上臂丛神经阻滞麻醉常选在 （ ）
    A. 锁骨内侧上方
    B. 锁骨内侧下方
    C. 锁骨中点上方
    D. 锁骨中点下方
    E. 锁骨外侧上方

14. 甲状腺的解剖特点是 （ ）
    A. 外无纤维囊包裹
    B. 腺组织至老年完全退化
    C. 吞咽时不随喉上下移动
    D. 由左、右侧叶组成
    E. 侧叶贴附在喉下部和气管颈部的外侧面

15. 甲状腺借甲状腺悬韧带固定于（ ）
    A. 甲状软骨　　　B. 环状软骨
    C. 喉和气管壁　　D. 气管软骨环
    E. 喉的外侧壁

16. 下列关于颈丛的描述,正确的是 （ ）
    A. 皮支在胸锁乳突肌前缘中点附近穿出
    B. 由第1~4颈神经后支构成
    C. 位于中斜角肌起端的后方
    D. 位于胸锁乳突肌的后方
    E. 位于胸锁乳突肌的前方

17. 颈丛皮支阻滞麻醉点常选在 （ ）
    A. 胸锁乳突肌前缘上、中1/3交界处
    B. 胸锁乳突肌后缘上、中1/3交界处
    C. 胸锁乳突肌前缘中点
    D. 胸锁乳突肌后缘中点
    E. 斜方肌前缘中点

18. 甲状腺上动脉的伴行神经是 （ ）
    A. 交感神经
    B. 迷走神经
    C. 喉返神经
    D. 喉上神经外支
    E. 喉上神经内支

19. Virchow 淋巴结肿大时,可触及的部位在 （ ）
    A. 胸锁乳突肌后缘与斜方肌前缘之间
    B. 胸锁乳突肌前缘与锁骨上缘交界处
    C. 胸锁乳突肌后缘与锁骨上缘交界处
    D. 斜方肌前缘与锁骨上缘交界处
    E. 前斜角肌与第1肋之间

20. 甲状腺悬韧带连于 （ ）
    A. 甲状腺上极
    B. 甲状腺的前面
    C. 甲状腺的后面
    D. 甲状腺侧叶的内面
    E. 甲状腺峡部的下面

21. 通过斜角肌间隙的结构有 （ ）
    A. 锁骨下静脉和胸导管
    B. 交感干和锁骨下动脉
    C. 锁骨下动、静脉
    D. 锁骨下动脉和臂丛
    E. 锁骨下静脉和臂丛

22. Horner 综合征的出现是由于甲状腺肿大压迫了 （ ）
    A. 颈交感干　　　B. 迷走神经
    C. 喉返神经　　　D. 喉上神经
    E. 喉下神经

23. 位于气管食管沟的神经是 （ ）
    A. 迷走神经　　　B. 颈交感干

C. 喉返神经　　D. 喉上神经

E. 喉下神经

24. 不属于气管前间隙的结构是（　　）

　A. 甲状腺下静脉

　B. 甲状腺奇静脉丛

　C. 小儿胸腺上部

　D. 左头臂静脉

　E. 颈静脉弓

25. 患者,女,38岁。因甲状腺功能亢进而行甲状腺次全切除术,术后出现声音嘶哑。术中可能损伤的神经是（　　）

　A. 喉上神经内支

　B. 喉上神经外支

　C. 喉返神经

　D. 交感神经

　E. 喉下神经

26. 患者,男,55岁。患慢性支气管炎肺气肿8年,4年前被诊断为肺源性心脏病。近2天症状加重,出现右心衰竭,呼吸功能不全。医生考虑行气管切开术。切开部位通常在（　　）

　A. 1~3气管环前中线处

　B. 2~4气管软骨环前中线处

　C. 3~5气管软骨环前中线处

　D. 4~6气管软骨环前中线处

　E. 5~7气管软骨环前中线处

27. 患者,女,38岁。自感颈部有一肿块,体重较前明显减轻,易怒。医生检查发现,眼球突出,手指颤动,脉搏加快,颈部前正中有随吞咽运动而活动的肿块。其原因可能是（　　）

　A. 亚急性甲状腺炎

　B. 单纯甲状腺肿大

　C. 甲状腺舌骨囊肿

　D. 甲状腺功能亢进

　E. 颈部淋巴结肿大

28. 右锁骨下静脉穿刺时,患者胸闷,出虚汗,然后呼吸困难,可能术中损伤了（　　）

　A. 臂丛　　　　B. 迷走神经

　C. 胸膜顶　　　D. 膈神经

　E. 血管

29. 下列关于胸骨角的描述,错误的是（　　）

　A. 平第4胸椎体下缘

　B. 两侧连接第2肋骨

　C. 平气管杈

　D. 胸骨柄和胸骨体连接而成

　E. 是计数肋的标志

30. 下列关于肋弓的描述,正确的是（　　）

　A. 深面有肺下缘

　B. 两侧肋弓与剑突下端构成胸骨角

　C. 右侧剑肋角是常用的心包穿刺部位

　D. 是肾的触诊标志

　E. 由第8~10肋软骨连接而成

31. 下列关于肋间神经分布皮肤的描述,正确的是（　　）

　A. 第2肋间神经相当颈静脉切迹平面

　B. 第4肋间神经相当女性乳头平面

　C. 第8肋间神经相当剑突平面

　D. 第10肋间神经相当脐平面

　E. 第12肋间神经相当耻骨联合平面

32. 下列关于胸廓内动脉的描述,正确的是（　　）

　A. 沿胸骨后面下降

　B. 向下分为肌膈动脉和腹壁上动脉

　C. 贴第2~7肋软骨后面

　D. 胸骨旁淋巴结远离该血管

　E. 发出支气管支

33. 主动脉裂孔通过的结构是（　　）

　A. 迷走神经后干

　B. 交感干

C. 肌膈动脉

D. 胸导管

E. 内脏大神经

34. 下列关于膈神经的描述,正确的是
( )

A. 经锁骨下静脉前方下降

B. 与胸廓内动脉伴行

C. 经肺根前方下降

D. 位于迷走神经的外侧

E. 沿纵隔胸膜表面下降

35. 肺下界在肩胛线与以下肋相交的是
( )

A. 第4肋　　B. 第6肋

C. 第8肋　　D. 第10肋

E. 第12肋

36. 下列关于支气管动脉的描述,错误的是
( )

A. 起自胸主动脉

B. 与肺静脉伴行

C. 分布于支气管

D. 分布于脏胸膜

E. 分布于肺淋巴结

37. 食管下三角内有 ( )

A. 左主支气管

B. 半奇静脉

C. 左喉返神经

D. 胸导管

E. 食管胸部下段

38. 跨越主动脉分支前面的结构是( )

A. 右头臂静脉　　B. 膈神经

C. 上腔静脉　　　D. 迷走神经

E. 左头臂静脉

39. 下列关于迷走神经的描述,错误的是
( )

A. 经肺根后方下行

B. 在上纵隔位于食管前、后方

C. 食管前丛向下汇合成迷走神经前干

D. 其分支与交感干的分支构成心丛

E. 迷走神经前干经食管裂孔入腹腔

40. 下列关于奇静脉的描述,正确的是( )

A. 起自右腰升静脉

B. 沿胸主动脉后方上行

C. 注入右头臂静脉

D. 接受胸廓内静脉

E. 穿经心包

41. 乳房内侧部的淋巴管注入 ( )

A. 膈上淋巴结

B. 锁骨上淋巴结

C. 胸骨旁淋巴结

D. 对侧腋淋巴结

E. 纵隔前淋巴结

42. 医生对乳腺脓肿患者采用放射状切口引流,理由是
( )

A. 避免损伤血管

B. 保护神经

C. 避免切断乳房悬韧带

D. 有利于引流脓液

E. 避免切断输乳管

43. 分布于脐平面的神经是 ( )

A. 第4肋间神经

B. 第6肋间神经

C. 第8肋间神经

D. 第10肋间神经

E. 肋下神经

44. 肝蒂内结构在肝门处的前后排列关系是
( )

A. 肝左、右管在前方

B. 肝固有动脉在前方

C. 肝门静脉在前方

D. 肝门静脉在中间

E. 肝左、右管在后方

45. 在肝蒂中的结构,其分叉点或汇合点从高到低的排列是
( )

A. 肝门静脉、肝管、肝固有动脉

B. 肝管、肝门静脉、肝固有动脉

C. 肝固有动脉、肝门静脉、肝管

D. 肝门静脉、肝固有动脉、肝管

E. 肝管、肝固有动脉、肝门静脉

46. 参与构成腹股沟镰的腱膜是（　　）

　　A. 腹直肌鞘　　B. 腹外斜肌

　　C. 腹内斜肌　　D. 腹直肌

　　E. 腰大肌

47. 下列关于网膜囊的描述,错误的是
（　　）

　　A. 是一个密闭的腔隙

　　B. 位于胃的后面

　　C. 左侧为胃脾韧带、脾肾韧带及脾所封闭

　　D. 向上可达膈肌的下面和肝的后面

　　E. 下界为胃结肠韧带

48. 下列关于十二指肠的描述,正确的是
（　　）

　　A. 位于第1～3腰椎左前方

　　B. 分上、下两段

　　C. 上、下曲之间为水平部

　　D. 属于系膜小肠

　　E. 包绕胰头

49. 不经过肝门的结构是（　　）

　　A. 肝固有动脉　　B. 肝静脉

　　C. 肝门静脉　　D. 肝左、右管

　　E. 肝丛

50. 下列关于肝体表投影的描述,错误的是（　　）

　　A. 肝上界在左锁骨中线平第5肋

　　B. 肝下界不超过右肋弓

　　C. 肝下界剑突下不超过2～3cm

　　D. 肝下界在婴幼儿右肋弓不超过2cm

　　E. 肝下界在剑突下可达5cm

51. 肝脏面左纵沟的后半部有（　　）

　　A. 胆囊　　B. 静脉韧带

C. 肝静脉　　D. 肝圆韧带

E. 肝镰状韧带

52. 下列关于Treitz韧带的描述,错误的是
（　　）

　　A. 由平滑肌纤维和结缔组织共同构成

　　B. 上端起自右膈脚

　　C. 下端附着于十二指肠空肠曲

　　D. 有固定十二指肠水平部的作用

　　E. 为空肠起始部的标志

53. 第二肝门位于（　　）

　　A. 肝左纵沟后部

　　B. 肝右纵沟前部

　　C. 肝管、门静脉和肝动脉出入肝处

　　D. 肝静脉注入下腔静脉处

　　E. 下腔静脉沟下端

54. 形成腹股沟韧带的结构是（　　）

　　A. 腹横筋膜　　B. 阔筋膜

　　C. 腹外斜肌腱膜　　D. 腹内斜肌腱膜

　　E. 腹横肌腱膜

55. 下列关于腹股沟管深环的描述,正确的是（　　）

　　A. 又称皮下环

　　B. 其前方有联合腱

　　C. 位于耻骨结节稍上方

　　D. 其内侧有腹壁下动脉

　　E. 由腹膜壁层向外突出而成

56. 下列关于股管的描述,正确的是（　　）

　　A. 位于股鞘的外侧份,呈一漏斗状筋膜间隙

　　B. 此处易发生腹股沟直疝

　　C. 下端延续为收肌管

　　D. 上口为股环,呈卵圆形

　　E. 外侧界为股静脉外侧的纤维隔

57. 下列关于腹股沟内侧窝的描述,正确的是（　　）

　　A. 在腹股沟韧带内侧端的下方

　　B. 前方对向股环

　　C. 正对腹股沟三角和皮下环

D. 疝囊由此突出形成腹股沟斜疝

E. 无上述情况

58. 胃的血液供应主要来自　　（　　）

A. 脾动脉、胃左动脉、肝固有动脉

B. 脾动脉、胃左动脉、肝总动脉

C. 脾动脉、胃短动脉、肝固有动脉

D. 肝动脉、肝总动脉、肠系膜上动脉

E. 脾动脉、胃左动脉、肠系膜上动脉

59. 下列关于十二指肠上部毗邻的描述，错误的是　　　　　　　　（　　）

A. 后方有胃十二指肠动脉

B. 下方为胰头

C. 前方有胆囊

D. 后方有肝总动脉

E. 后方有胆总管

60. 肝右叶下面的毗邻结构是　（　　）

A. 食管腹段

B. 胃小弯

C. 胃体

D. 十二指肠上部

E. 无上述结构

61. 胃后壁穿孔时，胃内容物首先流入　　　　　　　　　　　　（　　）

A. 左肝下前间隙

B. 左肝下后间隙

C. 右肝下间隙

D. 膈下腹膜外间隙

E. 腹膜后间隙

62. 下列关于胆囊三角的描述，错误的是　　　　　　　　　　　　（　　）

A. 手术时于此三角内寻找胆囊动脉

B. 内有肝右动脉

C. 肝门静脉不经过此三角

D. 由肝左、右管和肝下面组成

E. 内有胆囊淋巴结

63. 下列关于胰头的描述，错误的是（　　）

A. 位于第2腰椎的右侧

B. 被十二指肠包绕

C. 前面有横结肠系膜根越过

D. 向右突出而绕至肠系膜上动、静脉前方的部分称钩突

E. 后面有下腔静脉、右肾静脉及胆总管

64. 下列关于脾的描述，正确的是　（　　）

A. 位于左季肋区的肋弓深处

B. 后上端平左第10肋的上缘

C. 长轴与左第11肋平行

D. 有4条韧带固定，故其位置不随呼吸变化

E. 脏面与肝相贴

65. 下列关于肝门静脉的描述，错误的是　　　　　　　　　　　　（　　）

A. 通常主要由肠系膜上静脉与脾静脉汇合而成

B. 其后方与下腔静脉相邻

C. 经由胰颈后方上行

D. 在肝横沟内分为左、右支

E. 其内血液占入肝血流量的40%

66. 下列关于肠系膜上动脉的描述，正确的是　　　　　　　　　　（　　）

A. 多在第2腰椎水平起于腹主动脉前壁

B. 向前下由胰颈下缘左侧穿出

C. 跨十二指肠水平部前方，入肠系膜走向左下

D. 向左发出空、回肠动脉各1条

E. 向右发出胰十二指肠上动脉

67. 下列关于盲肠的描述，正确的是（　　）

A. 居右髂窝，直立时可垂入盆腔

B. 小儿盲肠位置较低

C. 左侧接回肠末端，右侧有阑尾附着

D. 通常为腹膜间位

E. 管径与回肠相当

68. 下列关于肾筋膜的描述，错误的是　　　　　　　　　　　　（　　）

A. 分为前、后两层

B. 两层筋膜从前、后方包绕肾和肾上腺

C. 在肾的下方,前后两层筋膜相互愈着

D. 在肾的外侧缘,与腹横筋膜相连接

E. 发出结缔组织纤维束,穿过脂肪囊与纤维囊相连

69. 下列关于输尿管腹部的描述,正确的是 （ ）

A. 于腰大肌前面向下外侧斜行

B. 在骨盆上口时,跨越髂总动脉前方进入盆腔

C. 其静脉与动脉不伴行

D. 在腰部的体表投影约在腰椎横突尖端的连线上

E. 各输尿管动脉于输尿管内缘2～3mm处垂直穿入管壁

70. 骨盆下口大部分被 （ ）

A. 盆壁肌所封闭

B. 尿生殖膈所封闭

C. 臀大、中、小肌所封闭

D. 盆底肌及其筋膜所封闭

E. 盆脏筋膜所封闭

71. 下列关于盆膈的描述,正确的是 （ ）

A. 由肛提肌、尾骨肌及盆膈上、下筋膜构成

B. 封闭整个骨盆下口

C. 尿生殖膈位于其上方

D. 其后部有一盆膈裂孔

E. 由肛提肌、梨状肌及盆膈上、下筋膜构成

72. 下列关于坐骨肛门窝的描述,错误的是 （ ）

A. 位于肛管两侧

B. 可分为顶、底及内、外、前、后四壁

C. 底为肛门两侧的浅筋膜和皮肤

D. 其内含有大量脂肪组织

E. 窝顶由盆膈上筋膜和闭孔筋膜汇合而成

73. 下列关于输尿管的描述,错误的是 （ ）

A. 右侧输尿管跨越髂内动脉起始段的前方入盆腔

B. 左侧输尿管跨越髂总动脉末段的前方入盆腔

C. 子宫动脉从其前上方经过

D. 经闭孔神经、血管的内侧下行

E. 绕输精管后方穿入膀胱壁

74. 下列关于尿生殖膈的描述,正确的是 （ ）

A. 由会阴浅横肌组成

B. 会阴浅筋膜覆盖其表面

C. 内有会阴深横肌

D. 尿道球部破裂,尿液可至尿生殖膈

E. 尿道在此破裂,尿液可渗至阴茎

75. 尿道球部破裂时,尿液可渗到 （ ）

A. 会阴深隙、阴囊、阴茎

B. 会阴深隙、阴囊

C. 会阴浅隙、阴囊、耻骨后隙

D. 会阴浅隙、阴囊、阴茎、脐以下腹前壁浅筋膜深面

E. 仅限于阴茎的范围之内

76. 女性直肠的毗邻是 （ ）

A. 侧面借疏松结缔组织与梨状肌相邻

B. 上部前面与直肠子宫陷凹相邻

C. 下部前面与肛提肌相贴

D. 两侧与阴道后壁相邻

E. 两侧的上部与盆丛相邻

77. 膀胱前壁破裂,尿液可渗入到 （ ）

A. 耻骨后隙 B. 腹膜后隙

C. 会阴浅隙 D. 膀胱后隙

E. 直肠后隙

78. 在第12肋以下棘突两侧可触及的纵行肌性结构是 （ ）

A. 大圆肌 B. 肩胛提肌

C. 背阔肌 D. 竖脊肌

E. 菱形肌

79. 下列关于脊柱区的皮肤特点的描述，错误的是 (　　)
   A. 厚而致密　　B. 移动性小
   C. 毛囊丰富　　D. 皮脂腺丰富
   E. 含有皮肌

80. 脊柱区浅筋膜的特点是 (　　)
   A. 与皮肤容易分离
   B. 致密无脂肪
   C. 不含皮神经
   D. 项区最疏松
   E. 上述都不对

81. 下列关于结构之间的关系，正确的是 (　　)
   A. 胸腰筋膜又称竖脊肌鞘
   B. 腰方肌鞘与胸腰筋膜无关
   C. 腰方肌筋膜又称腰方肌鞘
   D. 腰肋韧带是胸腰筋膜形成的
   E. 项筋膜与胸腰筋膜不延续

82. 下列关于脊柱区4层肌配布的描述，错误的是 (　　)
   A. 腹外斜肌后部属第1层
   B. 夹肌与下后锯肌位于同一层
   C. 竖脊肌与腹横肌属一层
   D. 枕下肌是第4层肌
   E. 肩胛提肌不属于背肌

83. 下列关于听诊三角的描述，正确的是 (　　)
   A. 又称肩胛旁三角
   B. 外侧界是斜方肌
   C. 内上界为背阔肌
   D. 底平第7肋间隙
   E. 大小范围较恒定

84. 下列关于枕下三角的描述，正确的是 (　　)
   A. 浅面与斜方肌紧密相贴
   B. 底为寰枕后膜

   C. 内有枕大神经浅出
   D. 内有椎动脉垂直上升
   E. 上界由枕骨构成

85. 下列关于腰部三角的描述，错误的是 (　　)
   A. 腰上三角有的呈四边形
   B. 腰下三角对应阑尾和盲肠
   C. 腰上三角中有髂腹下神经通过
   D. 腰下三角中通过髂腹股沟神经
   E. 两三角均会发生腰疝

86. 脊柱区的神经支配来自 (　　)
   A. 脊神经后支和胸背神经
   B. 脊神经后支与副神经
   C. 肩胛背神经及脊神经后支
   D. 胸背神经、肩胛背神经及副神经
   E. 上述所有神经

87. 解剖学"鼻烟窝"的边界是 (　　)
   A. 桡骨茎突、拇长伸肌腱、拇短伸肌腱
   B. 桡骨茎突、拇长伸肌腱、桡侧腕长伸肌腱
   C. 桡骨茎突、拇长展肌腱、拇短伸肌腱、拇长伸肌腱
   D. 桡骨茎突、拇长伸肌腱、桡侧腕短伸肌腱
   E. 桡骨茎突、拇长伸肌腱、拇短伸肌腱、桡侧腕长伸肌腱

88. 构成肩部三边孔的肌是 (　　)
   A. 小圆肌、肩胛下肌、大圆肌、背阔肌、肱三头肌长头
   B. 大圆肌、肱三头肌短头、背阔肌
   C. 肩胛下肌、小圆肌、大圆肌
   D. 肩胛下肌、大圆肌、肱三头肌短头
   E. 小圆肌、大圆肌、肱三头肌短头

89. 自臂丛锁骨上部发出的神经是 (　　)
   A. 桡神经　　B. 腋神经
   C. 肩胛下神经　　D. 胸背神经
   E. 胸长神经

90. 支配第1、2蚓状肌的神经是 ( )
    A. 桡神经深支
    B. 骨间前神经
    C. 尺神经深支
    D. 桡神经浅支
    E. 正中神经

91. 支配骨间肌的神经是 ( )
    A. 桡神经深支
    B. 骨间前神经
    C. 尺神经
    D. 正中神经
    E. 桡神经浅支

92. 下列关于肘窝的描述,正确的是 ( )
    A. 下内侧界为肱桡肌
    B. 下外侧界为旋前圆肌
    C. 正中神经位于尺动脉的桡侧
    D. 肱动脉的尺侧有肱二头肌腱膜
    E. 肱动脉的尺侧为正中神经

93. 垂腕屈指畸形是由于 ( )
    A. 尺神经损伤
    B. 正中神经损伤
    C. 桡神经和正中神经同时损伤
    D. 桡神经损伤
    E. 腋神经损伤

94. 下列关于鱼际间隙的描述,正确的是 ( )
    A. 近侧端通前臂屈肌后间隙
    B. 远侧端为盲端
    C. 位于屈肌总腱鞘深面
    D. 隔掌中隔与掌中间隙相邻
    E. 位于掌外侧隔的深方

95. 为了避开神经和血管,臀肌的最佳注射部位是 ( )
    A. 外上象限
    B. 外下象限
    C. 内上象限
    D. 内下象限
    E. 4个象限汇合处

96. 出入梨状肌下孔的结构中,居最外侧的神经是 ( )
    A. 臀上神经
    B. 股后皮神经
    C. 臀下神经
    D. 坐骨神经
    E. 阴部神经

97. 下列关于股神经的描述,正确的是 ( )
    A. 起自腰丛,穿血管腔隙入股三角
    B. 起自腰丛,穿肌腔隙入股三角
    C. 最长分支为隐神经,穿隐静脉裂孔
    D. 支配股四头肌和大收肌
    E. 经股动、静脉之间下行

98. 腘窝内的结构不包括 ( )
    A. 腘动脉
    B. 腘深淋巴结
    C. 隐神经
    D. 腓总神经
    E. 胫神经

99. 穿经坐骨小孔的结构是 ( )
    A. 阴部内动、静脉和闭孔神经
    B. 阴部内动、静脉和阴部神经
    C. 肛门动、静脉和臀下神经
    D. 会阴动、静脉和阴部神经
    E. 阴部内动、静脉和臀下神经

100. 下列关于踝管的描述,正确的是 ( )
    A. 由屈肌支持带与内踝、跟骨围成
    B. 是小腿与足背的通道
    C. 有胫后动、静脉和腓骨肌腱通过
    D. 有腓肠神经和胫神经通过
    E. 有胫骨后肌肌腱和小隐静脉通过

【参 / 考 / 答 / 案】

选择题

1. E	2. A	3. E	4. A	5. C	46. C	47. A	48. E	49. B	50. A
6. C	7. B	8. C	9. C	10. E	51. B	52. D	53. D	54. C	55. D
11. A	12. B	13. C	14. E	15. C	56. D	57. C	58. B	59. D	60. D
16. D	17. D	18. D	19. C	20. D	61. B	62. D	63. D	64. A	65. E
21. D	22. A	23. C	24. E	25. C	66. B	67. A	68. C	69. D	70. D
26. C	27. D	28. C	29. B	30. E	71. A	72. E	73. A	74. C	75. D
31. D	32. B	33. D	34. C	35. D	76. B	77. A	78. D	79. E	80. E
36. B	37. E	38. E	39. B	40. A	81. D	82. E	83. A	84. B	85. D
41. C	42. E	43. D	44. A	45. B	86. E	87. C	88. A	89. E	90. E
					91. C	92. E	93. D	94. D	95. A
					96. D	97. B	98. C	99. B	100. A

往年部分高校硕士研究生入学考试试题选登

硕士研究生入学考试局部解剖学试题（一）

一、名词解释
1. 翼点
2. 肾窦
3. 麦氏点
4. 肋膈隐窝
5. 肺段
6. 胆囊三角
7. 精索
8. 左房室瓣
9. 黄斑
10. 腹膜

二、简答题
1. 椎骨间的连接方式。
2. 简述肾实质的结构，描述肾的位置、包膜。
3. 食管的位置、毗邻、三个狭窄及距离中切牙距离。
4. 腹腔干的分支。
5. 胃的位置、分布、毗邻。
6. 肾的位置、包膜，出入肾蒂的结构。

三、论述题
1. 描述男性肾盂排石的通道，遇到哪些狭窄和弯曲。
2. 心的各个腔的入口、出口及防止血液倒流装置。
3. 髋关节的组成、辅助结构、运动肌。
4. 肾上腺的位置、结构、形态、分泌的激素、动脉来源和静脉回流。
5. 眼的屈光系统，近视、远视的原理。视近物和视远物时眼睛的调节。

硕士研究生入学考试局部解剖学试题（二）

一、名词解释
1. sternal angle
2. carotid sheath
3. trigone of bladder
4. femoral triangle
5. sinuatrial node
6. lesser omentum
7. tricuspid complex
8. isthmus of fauces
9. bronchopulmonary segment
10. arterial ligament

二、简答题
1. 眼的屈光装置有哪些？
2. 肩关节的构成及其运动方式。
3. 甲状腺的分部及血供。
4. 请解释骨迷路和膜迷路。
5. 简述心传导系的构成。
6. 请解释纵隔并叙述其分布。

三、论述题
1. 请叙述在进食时及未进食时胆汁的产生路径。
2. 请叙述鼓室的各个壁及其毗邻。
3. 胃的位置、分部、血供。
4. 椎骨的连结和生理弯曲。
5. 请叙述心的冠脉循环。

硕士研究生入学考试局部解剖学试题（三）

一、名词解释
1. 胸骨角
2. 第二肝门
3. 弹性圆锥
4. 动脉圆锥
5. 内侧丘系
6. vestibular fold
7. sphenoid sinus
8. renal segment
9. afferent neuron
10. corpus callosum

二、简答题
1. 简述膝关节的构成和主要的辅助结构。
2. 简述胸锁乳突肌的位置、起止和作用。
3. 大唾液腺有哪几对？其导管各开口于何处？
4. 简述肝的位置和肝脏面的形态结构。
5. 何为肋膈隐窝？有何临床意义？
6. 男性肾盂结石排出体外要经过哪些器官的狭窄和弯曲？
7. 窦房结位置在何处？心传导系包括哪些结构？
8. 腹腔干有哪些分支？

三、论述题
1. 试述椎骨的形态结构和连结。
2. 试述肺的形态。
3. 试述右心房和右心室的形态结构。
4. 试述躯干的浅部感觉传导通路。

硕士研究生入学考试局部解剖学试题(四)

一、名词解释
1. 骺线
2. 斜角肌间隙
3. 肾区
4. 咽隐窝
5. 马尾
6. arterial ligament
7. optic disc
8. carotid glomus
9. sinuatrial node
10. sacral parasympathetic nucleus

二、简答题
1. 简述颞下颌关节的组成和运动。
2. 简述鼻旁窦的名称、位置及开口部位。
3. 简述胃的形态与分部。
4. 简述肝脏面的形态结构。
5. 简述肾的构造。
6. 简述输精管的分部和临床意义。
7. 腹膜内位器官包括哪些?
8. 简述肝总动脉的分支、分布。

三、论述题
1. 试述骨的构造。
2. 试述左心室流入道的结构和功能。
3. 试述三叉神经的性质、出入颅的部位及其在头、面部皮肤的分布范围。
4. 试述大脑皮质的功能定位。

硕士研究生入学考试局部解剖学试题（五）

一、名词解释
1. 骨盆
2. 海绵窦
3. 气管隆嵴
4. 输尿管间襞
5. 胆囊三角
6. 骨骺
7. 十二指肠大乳头
8. 内囊
9. 心包
10. 回盲瓣

二、简答题
1. 骨的构造。
2. 上纵隔的层次结构特征。
3. 腹前外侧壁的层次，大、小肠的区别，阑尾的位置，体表投影和术中寻找阑尾的方法。
4. 肺门、肝门、肾门的结构排列。
5. 脑脊液产生及其循环途径。
6. 试述门脉系统。
7. 试述头静脉的位置，从头静脉注射药物到达掌心、直肠的血流途径。
8. 试述肝外胆道的毗邻。
9. 试述肾结石排出体外可能堵塞的部位。
10. 试述腹股沟管的组成、周围结构和内部结构。

硕士研究生入学考试局部解剖学试题（六）

一、名词解释
1. 血-脑屏障
2. 寰枢关节
3. 动脉韧带
4. 锥体交叉
5. epidural space
6. 黄斑

二、论述题
1. 试述前列腺的形态、分叶、毗邻关系、穿行结构及年龄特征。
2. 试述甲状腺的位置、形态、动脉名称及来源和回流静脉名称及注入部位。
3. 试述心传导系统的构成、各部位置及常见变异的副传导束有哪些？
4. 全身有哪些淋巴干？它们各是如何形成的？收集范围如何？
5. 简述眼屈光系统各部的结构特点，临床与它们有关的疾病有哪些。
6. 简述胃的位置、形态、分部及动脉供应和静脉回流。
7. 简述背侧丘脑特异性中继核团的分部、纤维联系和功能。
8. 写出膈肌、三角肌、肱桡肌、蚓状肌、大收肌、半腱肌、股四头肌、尺侧腕屈肌、胫骨前肌和胫骨后肌的作用及其神经支配，并阐明这些神经各起自何神经丛？
9. 写出5条感觉传导通路的名称，并阐明其在何处交叉，至间脑的哪些中继核换元，最后投射至何处？
10. 试述右侧视区和第一躯体运动区的位置及其动脉供应？如有供血障碍可出现哪些功能障碍？为什么？

硕士研究生入学考试局部解剖学试题（七）

一、名词解释
1. 骶角
2. 肝胰壶腹
3. 纵隔
4. 心包斜窦
5. 肺根
6. 穿动脉
7. 椭圆囊斑
8. 脑桥小脑三角
9. 脑脊液－脑屏障
10. 交通支

二、简答题
1. 椎弓间有哪些连接？
2. 何谓十二指肠悬韧带？说明其位置和临床意义？
3. 构成喉的软骨有哪些？喉结位于何处？有何意义？
4. 试述包被睾丸和精索的被膜名称、来源，以及鞘膜腔的形成。
5. 试述蔓状静脉丛的形成、走行和注入部位。
6. 试述视网膜从后向前的分部，何谓视网膜盲部、视网膜视部？哪个部位感觉最敏感？
7. 试述肝固有动脉的来源、走行和分布。
8. 何谓小脑核？由内侧向外侧有哪些核团？
9. 脑干内特殊内脏运动柱由哪些神经核组成？位于何处？
10. 试述肝门静脉的合成。

三、论述题
1. 试述脊柱静脉的位置、收集范围和交通。
2. 何谓子宫的前倾前屈位？试述固定子宫的韧带的名称和作用。
3. 试述小腿前群、外侧群肌的名称、作用和神经支配。
4. 试述运动眼球和瞳孔的肌肉名称和神经支配。
5. 试述分布于直肠、肛管的动脉名称及来源。

四、应用题
1. 检查患者发现其右手五指不能并拢（内收），试问：
   (1) 管理拇指、示指、无名指、小指内收的肌肉是哪些？受何神经支配？
   (2) 假如此症状是皮质中枢损伤而引起，试写出从中枢到所支配的神经的兴奋传导路径。
2. 某患者因阑尾脓肿引起了肝脓肿，以后又继发了肺脓肿。如脓栓是通过血行传播的，请写出由阑尾经过肝再到达肺的血行通路。

硕士研究生入学考试局部解剖学试题（八）

一、名词解释
1. 骺软骨
2. 三边孔
3. 喉室
4. 输尿管间襞
5. 肋膈隐窝
6. 包皮系带

二、简答题
1. 颅前、中、后窝主要孔洞有哪些？
2. 输卵管分哪几部？卵子受精和输卵管结扎的部位各在何处？
3. 简述肺循环的途径及生理意义。
4. 简述胃的淋巴回流。
5. 后纵隔内包含哪些结构？
6. 通常抽取脑脊液作检查时，为何多在第 3~4 或 4~5 腰椎棘突间进行穿刺？

三、论述题（共40分）
1. 食管的相关问题。
   (1) 食管的位置和食管壁的特点。
   (2) 食管的狭窄部位及生理或临床意义。
2. 有关感觉器的相关问题。
   (1) 视远物和近物时，眼球有关结构是如何进行调节的？
   (2) 位、听感受器的名称、位置和作用。
3. 参与下列运动的主要肌肉及神经支配。
   (1) 第二指掌关节屈伸运动。
   (2) 下肢关节的侧方运动。
   (3) 大腿旋内、旋外运动。

硕士研究生入学考试局部解剖学试题(九)

一、简答题
1. 胃的动脉分布和静脉回流。
2. 肝的脏面的形态与毗邻。
3. 解释易引起踝关节内翻扭伤的解剖学因素。
4. 腕管组成及通过内容。
5. 腹前外侧壁层次(锁骨中线上)。

二、论述题
1. 用解剖学知识解释桡神经易损伤的部位,损伤后出现何症状,为什么?
2. 膀胱的形态与毗邻关系。
3. 详述椎体间的连接结构和各结构的作用。

硕士研究生入学考试局部解剖学试题(十)

一、简答题

1. 翼点的位置及构成,损伤后的后果是什么?
2. 肱骨外科颈的中下1/3段交界处,内上髁骨折容易损伤的神经及损伤后的表现。
3. 咽炎导致中耳炎、乳突炎所通过的路径及导致面瘫的原因。
4. 盆腔肿瘤转移到颅内的原因。
5. 肾盂结石排出体外所经历的狭窄结构。
6. 静脉注射选择肘窝的原因。
7. 骨的内部结构,试述做骨髓检查选择髂骨和胸骨的原因?
8. 肝外胆道的构成、进食后胆汁的分泌途径。

二、论述题

1. 膝关节的结构特点、支配膝关节的肌肉及这些肌肉的神经支配?
2. 口服违禁药物在尿中检测到,用箭头表明药物经过的解剖结构?
3. 心脏的纤维支架的构成、位置、作用和结合主动脉瓣成形术说明手术的注意事项。
4. 阑尾的常见位置,试述阑尾炎导致肝脓肿的原因,手术中如何寻找阑尾?

硕士研究生入学考试局部解剖学试题(十一)

一、名词解释
1. 关节面
2. 面神经核
3. 大脑动脉环
4. 肾窦
5. 声门裂

二、填空题
1. 椎体间的连接：_____、_____、_____。
2. 卵巢的固定韧带：_____和_____。
3. 肱二头肌对肘关节的作用为_____，对前臂还有_____作用，其支配神经是_____。
4. 骨迷路分为_____、_____和_____。
5. 肠系膜下动脉的分支为_____、_____和_____。
6. 关节囊内有韧带的是_____和_____，有关节唇的关节是_____和_____。
7. 男性尿道分为三部：_____、_____和_____。

三、判断题
1. 基底核的4个组成结构。
2. 4个副交感神经核中的3个。
3. 输尿管的第二狭窄和食管的第二狭窄位置。

四、简答题
1. 门静脉的组成、行径、属支与腔静脉的交通。
2. 简述内侧丘系、三叉丘系、脊髓丘系。
3. 比较左右心室结构的异同。
4. 眼眶内的神经支配及其功能。